(le texte est en 2 vol. 8°.)

T. 3505.   (le texte est 8.° T. 3505.)
7. D. 5.   7. D. 1-4.
Le texte est en 4 vol. 8.°

NOUVEAUX ÉLÉMENTS

DE

MÉDECINE OPÉRATOIRE

ACCOMPAGNÉS

D'UN ATLAS DE 22 PLANCHES IN-4° GRAVÉES,

REPRÉSENTANT

LES PRINCIPAUX PROCÉDÉS OPÉRATOIRES ET UN GRAND NOMBRE
D'INSTRUMENTS DE CHIRURGIE;

PAR

Alf.-A.-L.-M. VELPEAU,

PROFESSEUR DE CLINIQUE CHIRURGICALE A LA FACULTÉ DE MÉDECINE DE PARIS,
CHIRURGIEN DE L'HÔPITAL DE LA CHARITÉ,
MEMBRE DE L'ACADÉMIE ROYALE DE MÉDECINE, ETC.

Deuxième Édition

ENTIÈREMENT REFONDUE ET AUGMENTÉE D'UN TRAITÉ DE PETITE CHIRURGIE,
Accompagnée de 191 planches intercalées dans le texte.

ATLAS.

PARIS,

CHEZ J.-B. BAILLIÈRE,

LIBRAIRE DE L'ACADÉMIE ROYALE DE MÉDECINE,
RUE DE L'ÉCOLE-DE-MÉDECINE, 17;

LONDRES, CHEZ H. BAILLIÈRE, 219, REGENT-STREET.
LYON, chez Ch. Savy. — BRUXELLES, chez J.-B. TIRCHER.

1839.

Paris. - Imprimerie de BOURGOGNE et MARTINET, rue Jacob, 30.

NOUVEAUX ÉLÉMENTS

DE

MÉDECINE OPÉRATOIRE

ACCOMPAGNÉS

D'UN ATLAS DE 22 PLANCHES IN-4° GRAVÉES,

REPRÉSENTANT

LES PRINCIPAUX PROCÉDÉS OPÉRATOIRES ET UN GRAND NOMBRE
D'INSTRUMENTS DE CHIRURGIE;

PAR

Alf.-A.-L.-M. VELPEAU,

PROFESSEUR DE CLINIQUE CHIRURGICALE A LA FACULTÉ DE MÉDECINE DE PARIS,
CHIRURGIEN DE L'HÔPITAL DE LA CHARITÉ,
MEMBRE DE L'ACADÉMIE ROYALE DE MÉDECINE, ETC.

Deuxième Édition

ENTIÈREMENT REFONDUE ET AUGMENTÉE D'UN TRAITÉ DE PETITE CHIRURGIE,
Accompagnée de 191 planches intercalées dans le texte.

ATLAS.

PARIS,

CHEZ J.-B. BAILLIÈRE,
LIBRAIRE DE L'ACADÉMIE ROYALE DE MÉDECINE,
RUE DE L'ÉCOLE-DE-MÉDECINE, 17;

LONDRES, CHEZ H. BAILLIÈRE, 219, REGENT-STREET.
Lyon, chez Ch. Savy.— Bruxelles, chez J.-B. Tircher.

1839.

PARIS. — IMPRIMERIE DE BOURGOGNE ET MARTINET,
30, RUE JACOB.

EXPLICATION DES PLANCHES.

PLANCHE I.

MANIÈRE DE TENIR LE BISTOURI.

Fig. 1. *Bistouri droit, à ressort.* Les bistouris à manche fixe ont l'inconvénient de ne pouvoir se fermer. Ceux qui n'ont pas de ressort, un peu plus faciles à nettoyer peut-être, sont moins faciles à manier, et celui-ci peut, à la rigueur, les remplacer tous. Un bouton à coulisse, tel que les fabrique M. Charrière, tient d'ailleurs très bien lieu du ressort.

Fig. 2. *Bistouri convexe.* Le tranchant de ce bistouri étant régulier depuis la pointe jusqu'au talon, est plus commode que ceux dont la lame, plus large au milieu qu'en arrière, n'est tranchante que dans sa moitié ou ses deux tiers antérieurs.

Fig. 3. *Bistouri de forme anglaise* En Angleterre, on ne se sert guère que de scalpels ou de petits bistouris convexes, mobiles sur leurs manches. Leur emploi, utile lorsqu'il importe de tenir l'instrument à peu de distance des parties qu'on divise, n'est de rigueur nulle part, et le bistouri français peut toujours en tenir lieu.

Fig. 4. *Bistouri droit boutonné.* C'est avec ce bistouri qu'on excise les amygdales, qu'on pratique la staphyloraphie, qu'on agrandit l'ouverture de certains abcès, de certaines fistules, etc.

Fig. 5. Première position, ou bistouri convexe tenu à pleine main, le tranchant en bas.

Fig. 6. Même position, ou bistouri tenu à pleine main, le tranchant en haut.

Fig. 7. Deuxième position, le tranchant du bistouri tenu comme un archet, regardant en bas.

Fig. 8. Même position, le tranchant du bistouri regardant en haut.

Fig. 9. Troisième position, ou bistouri tenu comme une plume, le tranchant en bas.

Fig. 10. Même position, la pointe du bistouri étant tournée en arrière ou vers le poignet.

Fig. 11. Quatrième position, bistouri tenu comme une plume, le tranchant en haut.

Fig. 12. Même position, la pointe du bistouri étant tournée en arrière.

Fig. 13. Cinquième position, bistouri tenu comme un archet, le tranchant en travers.

SUTURES.

Fig. 14. *Suture simple ou à points séparés.*—A, A, A, Anses de la suture. B, B, B, Rosettes qui en fixent ou en arrêtent chaque point.

Fig. 15. *Suture en faufil.* — A, A, Extrémités du fil qui devraient être nouées séparément, et qui ont été laissées libres pour mieux faire comprendre le mécanisme de l'opération.— B, B, B, Points de la suture.

Fig. 16. *Suture entortillée.*

Fig. 17. *Suture enchevillée.* — A, Cylindre de sparadrap, de bois, de baleine, de gomme élastique ou de métal, fixé d'un côté de la plaie par les anses de chaque fil. — B, Second cylindre de sparadrap sur lequel on arrête par un nœud l'extrémité libre de chaque point de la suture.

Fig. 18. *Suture en spirale, à surget ou du pelletier.* — A, A, Extrémités du fil un peu tirées pour en serrer les tours,—B, B, B, Points de la suture.

PLANCHE II.

LIGATURE DES ARTÈRES.

Fɪɢ. X. Les artères soulevées par autant de sondes se voient [sur cette figure dans le plus grand nombre des points où le chirurgien est appelé à les découvrir. Le malade est représenté dans la position convenable à la ligature de chacune d'elles, si ce n'est qu'il faut le supposer couché horizontalement pour celle de l'iliaque externe. Au lieu d'être placées de haut en bas, les mains devraient se trouver dans le sens contraire pour la carotide et la sous-clavière, mais elles eussent trop masqué les objets de cette dernière façon. Les autres figures reproduisent, de grandeur naturelle, chaque plaie de celle dont il s'agit en ce moment. Elles en conservent le chiffre et la forme.

TÊTE, COU ET MEMBRE SUPÉRIEUR.

Fɪɢ. 25. Ligature de l'artère temporale.

Fɪɢ. 26. Ligature de l'artère faciale.

Fɪɢ. 27. Ligature de l'artère linguale.

Fɪɢ. 28. Ligature de l'artère occipitale.

Fɪɢ. 1ʳᵉ. *Ligature de la carotide.* — 1, 1, 1, Lèvres de la plaie des téguments convenablement écartées. — 2, 2, Muscle peaucier, divisé et entraîné avec la peau. — 3, Sterno-mastoïdien retiré en dehors. — 4, Omoplat-hyoïdien croisant l'artère et divisant la région sous-hyoïdienne en deux triangles. — 5, Sterno-hyoïdien. — 6, Sterno-thyroïdien. — 7, Couche fibreuse qui sépare les muscles des vaisseaux, incisée verticalement et renversée en dedans, du côté de la trachée. — 8, Clavicule que la peau laisse entrevoir. — A, Artère carotide commune, dégagée de sa gaîne dans le triangle omo-trachéal et soulevée par le bec d'une sonde. — V, Veine jugulaire refoulée en dehors. — N, Nerf pneumo-gastrique, placé entre la veine et l'artère, et naturellement caché par ces deux vaisseaux. — N', Branche descendante de la neuvième paire.

Fɪɢ. 2. *Sous-clavière en dehors du scalène intérieur.* — 1, 1, 1, 1, Contour et lèvres de la plaie. — 7, 7, Direction de la clavicule. — 2, Bord cervical du muscle trapèze. — 3, Racine claviculaire du muscle sterno-mastoïdien. — 4, Omo-hyoïdien. — 5, scalène antérieur. — 6, Aponévrose débarrassée de la couche graisseuse et des ganglions lymphatiques, puis divisée et relevée. — A, Artère sous-clavière sortant de la poitrine, soulevée d'avant en arrière, de dedans en dehors avec une sonde, entre le tubercule de la première côte ou le muscle scalène et la branche cervicale inférieure du plexus brachial. — A', Artère cervicale postérieure, qui passe entre les cordons nerveux du plexus, pour se porter en arrière. — V, Veine jugulaire externe, très volumineuse chez ce sujet, et située fort en arrière. — V', Veine sous-clavière, en partie cachée par la clavicule et venant croiser la face antérieure du scalène, pour entrer dans la poitrine, en passant derrière le muscle sterno-mastoïdien. — N, N, N, Faisceaux qui vont former le plexus nerveux de l'aisselle. — N, N, Branches descendantes superficielles du plexus cervical, ou nerfs sus-acromiaux.

Fɪɢ. 3. *Artère axillaire découverte d'avant en arrière.* — 1, 1, 1, 1, Contour de la plaie. — 2, 2, Couche graisseuse et lamelle aponévrotique. — 3, 3, Coupe du grand pectoral divisé dans la direction de ses fibres. — 4, Bord supérieur du petit pectoral. — 5, pelotons adipeux et aponévrose profonde déchirée. — A, Artère axillaire ramenée en avant par la sonde, après avoir été dégagée de derrière la veine qui est en dedans, et le cordon nerveux le plus rapproché de la poitrine, qui est en dehors. — A, A, Branches acromiale et thoracique antérieure qui s'échappent par un tronc commun de l'artère principale. — V, Veine axillaire. — V', Veine céphalique arrivant du bras pour se jeter dans l'axillaire. — N, Première branche du plexus brachial.

Fig. 4. *Artère brachiale.* — 1, 1, 1, 1, Contour de la plaie. — 2, 2, Aponévrose d'enveloppe. — 33, Autre feuillet aponévrotique qui sert de gaîne commune au faisceau nervoso-vasculaire. — 4. Cloison fibreuse qui sépare habituellement l'artère du nerf médian. — A, Artère brachiale soulevée d'avant en arrière, c'est-à-dire en allant du muscle biceps vers la portion interne du triceps. — V, V, Veines collatérales. — V', Veine basilaire. — N, Nerf médian. — N', Nerf cutané. N*, Nerf cubital.

Fig. 5. *Artère du pli du bras.* — 1, 1, 1, 1, Contour de la plaie. — 2, 2, 2, Aponévrose incisée et renversée en dehors. — 3, Partie du muscle brachial antérieur. — 4, Gaîne de l'artère. — A, Artère soulevée de dehors en dedans, au-dessus de l'expansion aponévrotique du biceps. — V, Veine collatérale. — N, Nerf médian. — N, Branche du nerf musculo-cutané écarté en même temps que la lèvre correspondante de la plaie avec un crochet.

Fig. 6. *Artère radiale en haut.* — 1, 1, 1, 1, Contour de la plaie — 2, 2, Premier feuillet de l'aponévrose, divisé et renversé sur ses bords. — 3, Bord interne du muscle long supinateur. — 4, Second feuillet de l'aponévrose. — 5, Fléchisseur sublime. — 6, Tendon du rond pronateur. — A, Artère soulevée entre les veines. — V, Veines collatérales. — V', N, Veine et nerf superficiels.

Fig. 7. *Artère cubitale en haut.* — 1, 1, 1, 1, Contour de la plaie. — 2, 2, 2, Premier feuillet aponévrotique. — 3, Muscle fléchisseur superficiel. — 4, Cubital antérieur. — 5, 5, Second feuillet aponévrotique. — A, Artère dégagée de ses enveloppes et ramenée en avant. — V, Veine collatérale placée du côté radial. — N, Nerf cubital.

Fig. 8. *Artère radiale en bas.* — 1, 1, Contour de la plaie. — 2, 2, Aponévrose. — 3, Tendon du muscle radial antérieur. — 4, Muscle carré pronateur derrière les vaisseaux. — A, Artère séparée de ses veines, V.

Fig. 9. *Artère cubitale en bas.* — 1, 1, Contour de la plaie. — 2, 2, Aponévrose. — 3, Tendon du muscle cubital antérieur repoussé en dedans. — 4, 4, 4, Feuillet profond de l'aponévrose. — A, Artère côtoyée par les veines V. — N, Branche antérieure du nerf cubital.

Fig. 30. *Ligature de l'artère radiale entre le pouce et l'indicateur.*

MEMBRE INFÉRIEUR.

Fig. 10. *Artère iliaque externe.* — 1, 1, 1, Contour de la plaie. — 2, 2, Aponévrose du grand oblique. — 3, 3, Petit oblique. — 4, Ganglion qu'on rencontre quelquefois sur le devant de l'artère. — 5, 5, Bords de la gaîne fibreuse qui sépare l'artère A du nerf N, et de la veine V. — A', Artère circonflexe de l'ilium. — A", Artère épigastrique. — A''' V, artère et veine tégumenteuses.

Fig. 11. *Artère fémorale en haut.* — 1, 1, 1, Contour de la plaie. — 2, 2, Premier feuillet de l'aponévrose. — 3, Bord du muscle couturier. 4, Second feuillet de l'aponévrose, ou gaîne artérielle. — A. Artère fémorale, côtoyée en dehors par le nerf crural, N en dedans par la veine du même nom, V, et croisée par le nerf saphène N', V', veine saphène interne enveloppée de graisse.

Fig. 12 *Artère fémorale en bas.* — 1, 1, 1, 1, Contour de la plaie — 2, Aponévrose. — 3, Couturier refoulé en dehors. — 4, Aponévrose profonde fournissant une gaîne à l'artère A. V, veine fémorale; et N, nerf crural placé en dedans.—A', Artère grande anastomotique, qui va se ramifier dans le tendon du grand adducteur.

Fɪɢ. 13. *Artère tibiale postérieure, au mollet.*—1, 1, 1, Contour de la plaie.—2, Premier feuillet aponévrotique. — 3, Muscles jumeaux. —4, Couche cellulaire qui sépare les jumeaux du soléaire. — 5, Coupe du muscle soléaire. — 6, 6, Aponévrose profonde. — A, Artère tibiale ayant une veine de chaque côté. — V, N, Nerf tibial postérieur. — V', Saphène interne repoussée en avant.

Fɪɢ. 14. *Artère tibiale postérieure, au-dessous du mollet.* — 1, 1, 1, Contour de la plaie. — 2, 2, Premier feuillet aponévrotique — 3, Deuxième feuillet aponévrotique.—4, Tendon d'Achille placé entre les deux lames de l'aponévrose. — A Artère tibiale siuée plus profondément. — V, Veines collatérales. — N, Nerf tibial postérieur. — V', Branche de la saphène.

Fɪɢ. 15. *Artère tibiale postérieure, derrière la malléole.* — 1, 1, 1, Contour de la plaie. — 2, 2, Première lame aponévrotique. — 3, Aponévrose profonde. — 4, Tendon du muscle jambier postérieur, mis à découvert exprès. — A, Artère. — V, Veines. — N, Nerfs tibiaux. V', Veines sous-cutanées.

Fɪɢ. 31. *Ligature de l'artère tibiale antérieure en haut.*

Fɪɢ. 32. *Ligature de l'artère tibiale antérieure en bas.*

Fɪɢ. 33. *Ligature de l'artère pédieuse.*

INSTRUMENTS.

Fɪɢ. 16. Aiguille courbe de Deschamps.

Fɪɢ. 17. Aiguille de J.-L. Petit.

Fɪɢ. 18. Sonde cannelée porte-fil.

Fɪɢ. 19 et 20. Autres aiguilles courbes pour passer les ligatures.

Fɪɢ. 22. Stylet-aiguille.

Fɪɢ. 24. Aiguille de Desault.

Fɪɢ. 21. Serre-nœud.

Fɪɢ. 23. Pince à coulisse.

PLANCHE III.

INSTRUMENTS A AMPUTATION.

Fig. 1ʳᵉ. Couteau ordinaire, de grandeur moyenne, à tranchant exactement droit.

Fig. 2. Couteau droit, sans talon, et un peu convexe en approchant de la pointe, tel que je le préfère, et qu'on le trouve chez M. Sirhenry.

Fig. 3. Couteau droit, également dépourvu de talon, et dont la pointe est émoussée.

Fig. 4. Couteau à double tranchant ou inter-osseux ordinaire.

Fig. 5. Bistouri à coulisse, que quelques personnes font placer dans les boîtes à amputation, mais qui n'a pas d'avantages réels sur le bistouri ordinaire.

Fig. 6. Scie, telle qu'on la trouve chez M. Charrière.

Fig. 7. Scie ordinaire, réduite ici moitié plus que la précédente.

Fig. 8. Scie articulée ou à chaînons d'Aitken ou de Jeffrey.

Fig. 9. Pince à ligatures, dont la forme m'a toujours paru fort commode.

Fig. 10. Pince ordinaire.

Fig. 11. Pince à torsion.

Fig. 12. Tenaille incisive.

Fig. 13. Aiguille de forme nouvelle, vue de côté.

Fig. 14. Aiguille vue de face.

Fig. 15 et 16. Anciennes aiguilles.

Fig. 17. Autre aiguille ancienne, dont le talon est aplati latéralement, et qui a le chas de côté.

Fig. 18. Tourniquet de J.-L. Petit, modifié.

Fig. 19. Pelote de rechange du tourniquet.

PLANCHE IV.

AMPUTATIONS.

MEMBRE SUPÉRIEUR.

FIG. 1re. *Amputation du poignet. — Méthode à lambeaux. — Procédé ordinaire.* — A, Main droite de l'opérateur, tenant le couteau, B, presque horizontalement, pour tailler le lambeau palmaire, et enlever la D, main, qu'il soutient et abaisse lui-même de la main gauche, C.—E, Lambeau dorsal relevé sur l'avant-bras. — F, Couche graisseuse et bord antérieur de la plaie. — G, Aponévrose dorsale du métacarpe. — H, H, H, H, Tendons des muscles extenseurs divisés.—L, Artères radiale et cubitale coupées. — K, Tête du cubitus.

L'articulation étant traversée, on voit en avant M la tête formée par la réunion du scaphoïde, du semi-lunaire et du pyramidal en arrière. — I, I, Les excavations correspondantes que présentent le radius et le cubitus, puis, un peu plus loin, trois gaînes fibreuses, une radiale, une cubitale, et l'autre moyenne, pour les tendons des trois principaux paquets de muscles destinés à étendre la main ou les doigts.

FIG. 2. *Amputation de l'avant-bras. — Méthode circulaire — par la modification qui consiste à couper des muscles des os vers l'aponévrose.*— A, Main droite de l'opérateur, armée du couteau B. — C, Main gauche, soutenant le poignet du malade, D. — E, Point de l'avant-bras que doit embrasser une des mains de l'aide. F, Incision de la peau à deux pouces au-dessous du lieu où les os devront être sciés. — G, Chairs et aponévrose dénudés de leurs téguments. — H, Lambeau de peau garni de son tissu cellulaire, disséqué et relevé en forme de manchette. — I, Entrée du couteau. — K, Sortie du couteau.

Comme c'est le membre droit, qu'il doit être tourné en pronation, et que l'opérateur se place en dedans, c'est un aide qui tient la peau relevée. Pour l'avant-bras gauche, ce serait la main correspondante de l'opérateur ; l'aide alors se charge de la main du malade.

FIG. 3. *Désarticulation du bras. — Méthode ovalaire. — Procédé de l'auteur.* Le malade est assis, l'humérus désarticulé, et le membre sur le point d'être séparé du tronc. — Au lieu d'être en avant, l'opérateur se tiendrait en arrière, s'il s'agissait du membre gauche.

A, Main droite du chirurgien, faisant agir le couteau, B.—C, Main gauche, tenant le bras, D, de manière à en écarter l'extrémité supérieure autant que possible, dans le but de favoriser le passage de l'instrument. — E, E, E, Lambeau triangulaire du deltoïde, fortement abaissé, pour mettre le fond de la plaie en évidence. — F, F, Bords de la division, se réunissant en haut à angle aigu, un peu en avant de l'acromion, G, dont le sommet forme ordinairement le point de départ de la plaie. — H, Cavité glénoïde, bordée d'un reste de capsule fibreuse. — I, Tête cartilagineuse de l'humérus, entourée, près de son col, J, d'une portion de la capsule articulaire. — K, Corps de l'humérus, mis à découvert par l'abaissement du lambeau deltoïdien. — L, Main droite d'un aide placé derrière le malade, et qui comprime les vaisseaux axillaires, pendant que l'opérateur termine la séparation du membre.

Cette manière de suspendre le cours du sang dans l'artère du bras, qui se retrouve dans presque tous les autres procédés, et qui semble remonter jusqu'à Le Dran, s'exécute toujours par la manœuvre indiquée ici.

PLANCHE V.

AMPUTATIONS.

DOIGTS ET MEMBRE INFÉRIEUR.

FIG. 1ʳᵉ. *Amputation des doigts.* — *Méthode ovalaire.*—*Procédé de M. Scoutetten.* — 1, Main droite, terminant l'incision, 2, des téguments, incision que l'opérateur avait commencée sur le dos du carpe, 3, de manière à contourner toute la racine du doigt. —4, Aspect de la plaie immédiatement après l'amputation : on y voit, d'arrière en avant, le tendon extenseur, la tête de l'os, la coupe des ligaments, le tendon fléchisseur et sa gaîne. Il faut supposer ici qu'un aide écarte les autres doigts, et que la main gauche du chirurgien agit convenablement sur celui qu'il ampute.

Amputation des phalanges. — *Méthode à lambeaux.* — *Procédé ordinaire.* — 5, Main droite de l'opérateur, tenant le bistouri, 7, et taillant le lambeau antérieur, pour en séparer la seconde phalange, que la main gauche, 6, fait basculer, et tâche d'écarter de la première. Un aide devrait embrasser de la main gauche la racine de ce doigt et le pouce, pendant que, de la main droite, il tient les trois autres doigts écartés et fléchis.

FIG. 2. *Désarticulation du métatarse.* — 1 et 2, Mains du chirurgien, pressant sur la pointe du pied et sur le couteau, 3, à l'instant où il termine le lambeau qui doit recouvrir la surface articulaire. — 4, Surface saignante du lambeau. — 5, Saillie que fait en dedans le premier os cunéiforme. 6, Facette articulaire antérieure du même os. — 7, 7, 7, Facette des trois derniers cunéiformes. — 8, Fond de la mortaise tarsienne destinée à recevoir l'extrémité, 10, du deuxième métatarsien. — 9, 9, 9, 9, Facettes cartilagineuses des quatre autres métatarsiens. — 11, 11, Extrémité de l'artère pédieuse.

FIG. 3. *Désarticulation de la cuisse.* — *Méthode ovalaire.* — *Procédé de M. Cornuau.* — 1, Hanche du malade, couché sur le côté opposé. — Main droite du chirurgien, tenant le couteau, 4, pendant que la main gauche, 3, soutient la cuisse, 10, dont la séparation d'avec le tronc est sur le point d'être opérée. — 5, 5, Angle supérieur et lèvres de la plaie. — 6, Tête du fémur, luxée et détachée de la cavité cotyloïde, 7.—8, Ligament inter-articulaire divisé. — 9, 9,9,9, Coupe des différents muscles. Il faut admettre en outre qu'un aide, placé derrière, le dos tourné vers la tête du lit, maintient la hanche malade, et qu'un autre aide est en même temps chargé de la jambe.

2

TRÉPANATION. — RÉSECTIONS.

PLANCHE VI.

TRÉPAN.

Fig. 1. Arbre du trépan.

Fig. 2. Couronne du trépan armée de sa pyramide.

Fig. 3. Trépan perforatif.

Fig. 4. Couronne emboîtée d'une gaîne protectrice.

SCIE DE M. MARTIN.

Fig. 5. Manche de l'instrument.

Fig. 6. Tige qui reçoit, pour être mise en jeu par son extrémité, 7, l'arbre du trépan, 1.

Fig. 8. Scie concave que meut dans le manche, 10, 10, la tige fixée sur la boule, 9.

Fig. 11, 11. Molette concave de diverses dimensions.

Fig. 12. Molette plane.

SCIE CHARRIÈRE.

Fig. 13. Manche qu'on applique contre la poitrine.

Fig. 14. Manivelle qui, par la roue, 17 et celles qui suivent, fait agir la scie, 16, pendant que la main gauche tient l'instrument par le manche, 15.

SCIE DE M. HEINE.

Fig. 18. Manche qu'on prend en plein de la main gauche.

Fig. 19, 19, 19, 19. Scie à chaîne, que la main droite fait tourner au moyen de la manivelle, 21.

Fig. 20, 20, 20. Tige à coulisse qui permet de prendre un point fixe près de l'os à scier, pendant le reste de la manœuvre.

Fig. 22. Ciseaux pour la section de l'ongle incarné.

PLANCHE IX.

CATARACTE ET PUPILLE ARTIFICIELLE.

Fig. 1. *Cataracte par extraction , au moment où l'opérateur termine la section de la cornée.* — A, Main droite d'un aide, dont l'indicateur, B, soulève la paupière supérieure, pendant que les autres doigts restent étalés sur la tempe. — C , Main gauche du chirurgien , tenant le cératotome comme une plume, et le dirigeant un peu de haut en bas, pendant que le petit doigt de la main droite, E, abaisse la paupière inférieure et soutient le globe de l'œil.

L'instrument, D, traverse la chambre antérieure de part en part. Le tranchant de sa pointe, G , ressortie de l'œil, arrivée dans le grand angle, glisse sur le bord de l'ongle, F, qui lui sert ainsi de point d'appui, et protège en même temps les tissus environnants, jusqu'à ce que la section du lambeau de la cornée soit complète.

Fig. 2. *Cataracte par abaissement.* — La paupière supérieure est relevée par l'indicateur, B, et la tête maintenue par la main gauche, A, d'un aide. L'inférieure est abaissée par l'indicateur, D, de la main gauche, C, du chirurgien, qui étale les autres doigts, E, sur la racine du nez, pendant que, de sa main droite, F, il fait agir l'aiguille, G Celle-ci en est à l'instant où, étant arrivée jusque dans la pupille et ayant déchiré circulairement la capsule antérieure, on l'applique par sa concavité sur le cristallin, pour l'entraîner en bas, en arrière et en dehors, par un simple mouvement de bascule.

Fig. 3. *Pupille artificielle.* — *Corotomie et Corectomie.* — *Procédé de l'auteur.* — Le couteau, A , porté comme pour la cataracte , a traversé deux fois la cornée. Lorsque sa pointe arrive en B, le lambeau, E, de l'iris se trouve complétement détaché. Son dos ne se voit ici que parce que la pupille naturelle, F, est conservée. En le retirant dès lors de C en A , on évite de trancher le point, D, du lambeau de la cornée qui tient encore à la sclérotique.

Fig. 5. Pince de Physick , telle que je l'ai modifiée.

Fig. 6. Pince à pupille du docteur Maunoir.

Fig. 7. Petite pince oculaire.

Fig. 8, 9. Lance de M. Furnari pour inciser la cornée.

Fig. 10, 4. Ophthalmostat de l'auteur.

Fig. 11. Aiguille de Dupuytren, vue de face et de côté.

Fig. 12. Serpette de Tenon, modifiée par Boyer.

Fig. 13. Cératotome de Wenzel.

Fig. 14. Cératotome de Beer.

PLANCHE X.

FISTULE LACRYMALE.

Fig. 1. Cette figure représente le deuxième temps de l'opération. De sa main droite, C, le chirurgien retire le bistouri, E, de la plaie, G, pendant que de la main gauche, D, il enfonce la canule, I, à l'aide du mandrin F. Un aide placé derrière tient l'angle palpébral externe, H, avec la main gauche, B, et soutient le front du malade avec la droite, A. Le tout doit être conduit de façon que la canule pénètre à mesure que le bistouri remonte dans le sens de son entrée, et qu'elle glisse sur le dos ou la face postérieure, plutôt que sur la région antérieure de l'instrument tranchant.

Fig. 2. Cathéter de M. Serre, d'Alais.

Fig. 3. Cathéter de M. Pirondi.

Fig. 4, 5, 6. Clous de plomb pour dilater le canal nasal.

Fig. 7. Stylet de Desault, pour désobstruer le canal nasal à travers la canule de Pamard.

Fig. 8. Stylet d'Anel.

Fig. 9. Seringue du même auteur.

Fig. 10. Capillaire en cuivre qu'on tient dans le tube siphon pour l'empêcher de s'obstruer quand on ne s'en sert pas.

Fig. 11. Longue canule pour injecter les voies auditives par le nez.

Fig. 12. Siphon démonté de la seringue.

Fig. 13. Canule de Laforest.

Fig. 14. Mandrin coudé de Dupuytren, propre à conduire les différentes sortes de canules à bourrelet.

Fig. 15. Crochet mousse de Desgranges, propre à retirer le fil ou le stylet conducteur des fosses nasales.

Fig. 16. Instrument de Jurine.

Fig. 17. Plaques de Cabanis, destinées au même usage. Elles sont demi-ouvertes et dans l'état où on les place pour entraîner le stylet une fois qu'il est pincé.

Fig. 18. Canule et ressort de Pamard.

Fig. 19. Autre mandrin monté sur un manche en ébène.

Fig. 20. Cathéter de Lecat, qu'on porte par le nez, et dont le bec, armé d'un œil, vient recevoir un fil dans l'angle oculaire, afin d'entraîner de haut en bas la mèche dilatatrice dans le canal nasal.

Fig. 21. Canule de Foubert, telle qu'elle a été conservée dans les cabinets de la Faculté (1).

Fig. 22. Autre canule du même genre, mais droite et beaucoup plus petite.

---

(1) Il en existe une en or dans le Muséum de l'École de Médecine, qui offre un bourrelet supérieurement, et ressemble beaucoup plus que la précédente à celle de Dupuytren.

PLANCHE VII.

RÉSECTIONS. — TÉNOTOMIE.

Fig. 1. Trépan exfoliatif.

Fig. 2. Arbre d'une tréphine.

Fig. 3. Tire-fond.

Fig. 4. Couteau lenticulaire.

Fig. 5. Rugine à quatre bords.

Fig. 6. Rugine à pointe.

Fig. 7. Elévatoire.

Fig. 8. Scie à dos mobile — 9.

Fig. 10. Petit scie à main.

Fig. 11, 12. Scie cultellaire de M. H. Larrey.

Fig. 13, 14. *Idem*, de M. Raimbaud.

Fig. 15. Ténotome de M. Duval.

Fig. 16. *Idem* de M. Bouvier.

Fig. 17. *Idem* de M. Stæss.

Fig. 18. Autre ténotome à extrémité boutonnée de M. Guérin.

Fig. 19. Couteau courbe à amputation de M. V. Onsenoort.

PLANCHE VIII.

RÉSECTION DES OS.

Fig. 1re. *Résection de la tête de l'humérus. — Bras gauche. — Procédé adopté par l'auteur.* — On fait en le suivant, un large lambeau triangulaire, H, H, à base supérieure, aux dépens du deltoïde, et que relève ensuite la main, I, d'un aide placé derrière. — De sa main gauche, G, le chirurgien s'empare du bras malade, J ; divise la capsule et les tendons qui la fortifient, sur la tête de l'os, A, comme s'il s'agissait de l'amputation du membre ; luxe l'humérus, et met la cavité glénoïde, B, à nu ; fait écarter ou déprimer les bords, F, F, de la plaie ; saisit enfin la scie, C, de sa main droite, E, pour en appliquer la lame, D, sur le corps de l'os, aussi bas que le mal l'exige, et la faire marcher un peu obliquement de bas en haut.

Fig. 2. *Résection de la poulie articulaire de l'humérus. — Procédé ordinaire.* — C'est le membre gauche. Le malade est couché sur le ventre. Après avoir taillé un lambeau quadrilatère, G, G, aux dépens du muscle triceps, lambeau que la main gauche, H, relève en même temps qu'elle soutient le bras, on détache les chairs antérieures de manière à pouvoir glisser entre elles et l'os une plaque, E, E, de bois mince ou de carton, ou même une simple compresse longuette, pliée en plusieurs doubles, et que la main, F, est chargée de fixer. La scie C, C, est conduite de telle sorte par la main, D, que sa lame, B, tombe à peu près perpendiculairement sur le corps de l'humérus, pendant que la main, I, agissant sur l'avant-bras, J, se tient prête à en favoriser les mouvements. En supposant qu'il fallût exciser aussi l'extrémité du cubitus et du radius, il n'y aurait qu'à prolonger par en bas les premières incisions latérales, à en pratiquer une troisième de A en J, pour avoir deux lambeaux inférieurs au lieu d'un seul, et à répéter sur les os de l'avant-bras ce qu'on vient de faire sur l'humérus.

Fig. 3. *Résection des têtes carpiennes de l'avant-bras. — Procédé de Moreau.* — A l'aide d'une incision en L, on taille d'abord sur le dos du membre, I, un lambeau triangulaire, E, ou F. Le contour du cubitus, A, étant dégagé des parties molles, on glisse sur la face profonde l'extrémité démontée de la scie, B, B, soit sur une sonde cannelée, soit avec un stylet flexible, soit avec une aiguille courbe. Pour faire marcher ensuite cette scie, il faut que la main, C, du chirurgien et celle de l'aide, D, qui en tiennent les manches, J, J, J, n'aillent point l'une sans l'autre, et que la main du malade, H, soit portée en dehors et en avant par l'aide qui doit la soutenir. On procède en dernier lieu, mais de la même manière, à l'extraction de la tête, G, du radius.

PINCES ET TÉNACULUM.

Fig. 4. Cette pince, qui, à l'aide du crochet ou ressort qu'on voit en B, se ferme très bien, ainsi que le montre la fig. A, est en même temps très facile à ouvrir, et vaut mieux que la plupart des pinces à coulisse, à cliquet, destinées au même but. Elle vient des ateliers de M. Charrière.

Fig. 5. Ténaculum, tel qu'on l'emploie parmi nous.

Fig. 23. Perforateur de M. Montain.

Fig. 24. Canule de grandeur naturelle à bourrelet supérieur.

Fig. 25. Canule de Pellier, modifiée par M. Malgaigne.

Fig. 26. Canule modifiée par l'auteur.

Fig. 27. Crochet extracteur de M. Cloquet.

Fig. 28. Instrument de M. Manec.

Fig. 29, 30. Aiguille de M. Gerdy pour l'abaissement de la cataracte.

PLANCHE XI.

INSTRUMENTS A CATARACTE , A PUPILLE, A FISTULE LACRYMALE.

Fig. 1. Canule protectrice pour la cautérisation de l'os unguis.

Fig. 2. Kératotome-aiguille de l'auteur.

Fig. 3. Canule de M. Gensoul, pour cautériser le canal nasal de bas en haut.

Fig. 4. Cathéter plein du même auteur.

Fig. 5. Autre cathéter , moins courbé et moins commode.

Fig. 6. Canule protectrice pour la cautérisation du canal nasal.

Fig. 7. Poinçon de Pellier pour perforer, soit l'os unguis, soit le sac lacrymal.

Fig. 8. Kératotome double de M. Carron du Villards.

Fig. 9. Ciseaux à bouton pour la pupille.

Fig. 10, 11, 12. Stylets et sonde cannelée pour désobstruer le canal nasal de haut en bas.

Fig. 13. Mandrin à tête élastique et fendue, pour retirer la canule de Dupuytren.

Fig. 14. Petits ciseaux concaves sur le bord , pour la pupille artificielle.

Fig. 15. Double fil d'argent contourné en double crochet, dit élevateur de Pellier, propre à soulever la paupière supérieure.

Fig. 16. Anneau de M. Sanson pour cautériser la conjonctive autour de la cornée.

Fig. 17. Élévatoire de M. Luzardi.

Fig. 18. Élévatoire opthalmostat de M. Fardeau.

Fig. 19. Ciseaux à pupille du docteur Maunoir.

Fig. 20. Cératotome de Richter.

Fig. 21. Couteau double et à coulisse de Jæger.

Fig. 22. Kystitome de La Faye.

Fig. 25. Couteau de Siegerist.

Fig. 24. Aiguille de Hey vue de côté.

Fig. 24. ———————— vue de face.

Fig. 25. Pinces de M. Furnari pour extraire le cristallin.

Fig. 26. Kératotome de M. Furnari.

Fig. 27. Aiguille droite ou lance pour inciser en sens divers la capsule postérieure , après l'extraction du cristallin. (Beer.)

Fig. 28. Instrument propre à morceler le cristallin par le kératonyxis. Le bourrelet de sa tige l'empêche de pénétrer trop profondément dans l'œil.

Fig. 29. Aiguille à crochet de Beer, vue de face.

Fig. 29'. —   —   — vue de côté.

Fig. 30. Érigne ou coréoncion de Walther.

Fig. 31 Pince à dent de loup pour la pupille

Fig. 31', 32, 33. Variétés de pinces oculaires.

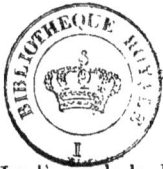

PLANCHE XII.

1° STAPHYLORAPHIE.

Fig. 1. Les lèvres de la division, A, A, ont été avivées. Les trois fils ou rubans sont passés. Leurs extrémités, B, B, pendent hors de la bouche, et leurs anses, C, sont un peu déprimées vers le pharynx. Il n'y a plus qu'à les nouer pour fermer la plaie.

Fig. 2. Ciseaux coudés de M. Roux, pour commencer l'avivement de la bifurcation.

Fig. 3. Bistouri boutonné, propre à continuer, de bas en haut, l'incision commencée près de la luette avec les ciseaux.

Fig. 4. Porte-aiguille préféré par M. Roux. Ses branches, A, A, se relâchent en tirant sur l'anneau, B, par l'intermédiaire de la tige, C, C, qui traverse le manche, F, et du bouton, D. Elles compriment, au contraire, et fixent solidement l'aiguille, E, quand on agit en sens opposé.

Fig. 5. Même aiguille isolée.

Fig. 6. Aiguille employée par M. Alcock, à Londres, en 1822.

Fig. 7. Aiguille de M. Ebel.

Fig. 8. — de M. Græfe, vue de côté.

Fig. 9. — — vue de face.

Fig. 10. Autre aiguille du même auteur.

Fig. 11. Pince porte-aiguille de M. Sotteau.

Fig. 12. Aiguille de M. Schwerdt, coudée comme la précédente. Elle est d'ailleurs disposée de telle sorte, qu'en pressant sur la bascule latérale, B, on en ouvre la pointe, A, par suite de la flexion du ressort, C, qu'on rapproche ainsi du manche, D.

Fig. 13. Nouveau porte-aiguille de M. Bourgougnon.

Fig. 14. Pince de Græfe ou d'Ebel.

Fig. 15. Uranotome de Dieffenbach.

Fig. 16. Serre-nœud de Græfe. Pendant que, d'une main, on tire l'anse, A, par ses deux branches, B, B, on pousse l'instrument tenu par son manche.

Fig. 17. Même instrument vu de côté.

Fig. 18. Aiguille de M. Donigès, courbe, percée, armée d'un fil, fortement coudée sur son manche.

Fig. 19. Principal porte-aiguille de M. Bourgougnon.

2° POLYPES.

Fig. 20. Serre-nœud dont la gouttière, B, se transforme en canal aux deux extrémités, A, A.

Fig. 21. Serre-nœud ordinaire de Desault, avec sa tête, A, coudée, et sa plaque fendue, B.

Fig. 22. Autre serre-nœud, qui reçoit la ligature par son orifice, A, et la fixe à l'aide du treuil, B.

Fig. 23 Pinces à polypes de M. Charrière Elles sont minces, élastiques, très fortes, à cause de leur trempe particulière, et croisées de manière à n'occuper que très peu d'espace dans l'ouverture des narines.

FIG. 24. Serre-nœud en chapelet de M. Mayor. — A, Anse de fil passée dans la pièce, B, dans les boulettes, C, C, et dont les deux branches, D, D, réunies dans le cylindre, E, sont fixées sur le treuil, F, G.

3° EXCISION DES AMYGDALES.

FIG. 25. Tonsillitome de M. Fahnestok.

FIG. 26, 27 Érigne simple. Érigne double.

FIG. 19. Kiotome de Desault.

FIG. 29. Pinces tonsillaires de M. Chaumet.

PLANCHE XIII.

1° TRACHÉOTOMIE.

Fɪɢ. 1. Le malade a la tête modérément relevée. Les lèvres de la plaie sont écartées pour mettre à découvert les diverses couches qu'il a fallu diviser. La canule est placée, sa concavité en avant et en bas, comme le fit M. Bretonneau sur mademoiselle de Puységur. — A, A, A, A, Angles et lèvres de la division des téguments. — B, B, Feuillet superficiel de l'aponévrose cervicale. — C, C, son feuillet profond. — D, D, Muscles sterno-hyoïdiens. — E, Anneaux inférieurs de la trachée. — F, Canule garnie de ses deux petits anneaux, vue par sa grosse extrémité. — G, Une des plus grosses veines sous-hyoïdiennes divisée. — H, Portion du corps thyroïde, mis à découvert et refoulé en haut par la canule.

Fɪɢ. 6. Instrument de Bauchot, sorte de trois-quarts aplati, très court et armé de sa canule, propre à pratiquer l'opération d'un seul trait par ponction.

Fɪɢ. 3. Deux canules méplates de M. Bretonneau, emboîtées l'une dans l'autre, et vues de côté. Les Fɪɢ. 4 et 8 en représentent les ouvertures et les anneaux, vus de face.

Fɪɢ. 5. Petit écouvillon en fils métalliques, dont l'usage est de nettoyer l'intérieur des canules, quand elles sont en place, et d'en expulser toutes les mucosités. (*Voir* pl. XV, fig. 4, Canule bi-valve de M. Gendron, et fig. 5, Canule ordinaire.)

2° OESOPHAGOTOMIE.

Fɪɢ. 8. La division des partie est opérée. Le bistouri, B, commence à pénétrer dans l'œsophage, F, favorisé qu'il est par le bec, G, de la sonde, A, préalablement portée à travers la bouche et le pharynx, jusques auprès du corps étranger, dans le but de faire saillir à l'extérieur le canal de la déglutition et de le dégager des énormes vaisseaux qui l'entourent. — D, Angles et lèvre antérieure de la plaie des téguments. — E, E, Muscles sterno-mastoïdien en dehors, sterno-hyoïdien et sterno-thyroïdien en dedans. — H, Lobe gauche de la glande thyroïde, croisée par une branche de l'artère thyroïdienne supérieure. — I, Muscle omo-hyoïdien, laissant apercevoir sur le devant du pouce de la main droite, C, ou du dos du bistouri, une portion, K, de l'artère carotide primitive. — J, Trachée-artère, attenant à la région antérieure et gauche de l'œsophage.

Fɪɢ. 10 et 11. Instruments de Vacca, l'un courbe, l'autre droit. — A, A, Algalie conductrice. Anneaux de la tige élastique, qui servent à faire mouvoir la branche C, C.

EXCISION DES AMYGDALES.

Fɪɢ. 7. Abaisseur de la langue. (Colombat.)
Fɪɢ. 9. Tonsillitome de l'auteur, armé de sa pique à bascule, D, G, H.
Fɪɢ. 12. Anneau intermaxillaire de M. Saint-Yves.

PLANCHE XIV.

HERNIES.

ANATOMIE CHIRURGICALE.

Fig. 1. Vue du trajet et des enveloppes de la hernie inguinale. — A, A, A, A, Téguments incisés et renversés sur leur face externe. — B, Portion du *fascia superficialis* disséqué et ramené en dehors. — C', Lambeau de l'aponévrose, C, du grand oblique abaissé pour mettre les parties sous-jacentes à découvert. — D, Portion du muscle petit oblique, E, coupée et renversée vers la ligne médiane. — F, F, *Fascia transversalis*, dont la portion supérieure a été enlevée pour laisser voir le *fascia propria* et le péritoine, G, à découvert. — H, Vaisseaux épigastriques passant au-dessous et en dedans du cordon, placés dans l'épaisseur du *fascia propria* entre le péritoine et le *fascia transversalis*. — K, K, Cordon séminal, traversant le *fascia transversalis*, dont on le dégarnit artificiellement un peu plus bas, et se trouvant enveloppé par le crémaster, J, jusque dans le scrotum. — I, Contour de l'anneau renversé en dehors et se prolongeant en bas pour constituer l'enveloppe fibreuse du cordon.

Fig. 2. Vue de la portion fémorale du canal crural. — Une portion des téguments a été enlevée. G, G, G, G, Contour de la plaie qui en est résultée. — B, *Fascia superficialis* relevé. — A, A, A, Lame falciforme du *fascia lata*. — D, D, D, Branches veineuses qui viennent se rendre dans la veine fémorale, E, par l'ouverture, C, de l'aponévrose. — F, Lignes ponctuées indiquant le trajet de l'artère fémorale. — H, H, H, H, Contour de l'ouverture antérieure du canal crural.

INSTRUMENTS.

Fig. 3. Bistouri de Pott.

Fig. 4. Bistouri de M. Cooper, dont le bord concave, B, n'est tranchant que dans l'étendue de 6 à 8 lignes en A.

Fig. 5. Entérotome de M. Raybard.

Fig. 6. Bistouri herniaire de Le Dran.

Fig. 7. Gorgeret dilatateur de Le Blanc.

Fig. 8. Entérotome de Dupuytren pour les anus contre nature.

PLANCHE XV.

OPÉRATION DE LA HERNIE.

Fig. 1. *Hernie inguinale.* — *Côté droit.* — Tome II, p. 466. La peau et les couches sous-jacentes, A, A, largement incisées, sont fortement écartées par les mains, H, H, d'un aide, qui
entraîne le sac, B, B, de la même manière. — De sa main gauche, le chirurgien glisse le bistouri
de Pott, E, sous l'angle supérieur externe de l'anneau, pour l'inciser en haut en dehors.
L'indicateur, C, de la main droite, D, qui soutient le dos de l'instrument, est en même temps
chargé de déprimer les intestins, G, G. — Pour le côté gauche, c'est la main droite qui condui-
rait le bistouri, et l'indicateur gauche qui refoulerait les intestins.

Fig. 2. *Hernie crurale.* — *Côté droit.* — Tome II, p. 483. Les enveloppes herniaires, A, A, di-
visées dans la direction du pli de l'aine, sont tirées en dedans par la main, H, d'un aide, qui
déprime en sens contraire les intestins, G, avec son autre main, I. Le tranchant, B, du bistouri,
C, tenu de la main droite, E, dans une direction presque horizontale, est placé là sur le bord
concave du ligament de Gimbernat, qu'il incise de dehors en dedans et un peu de haut enbas.
— L'indicateur, E, de la main, F, éloigne les viscères et favorise l'action de l'instrument.

Fig. 3. Entérotome de Delpech.

Fig. 4 et 5. Canules trachéales. (Voir Pl. xiii.)

PLANCHE XVI.

SUTURES INTESTINALES.

Fɪɢ. 1. A. *Suture du pelletier.* — Les bords de la plaie, placés en long, sont renversés en dedans à la manière de M. Lembert. Les deux bouts, B, B, du fil doivent être ramenés et fixés au dehors, ou coupés très près de l'intestin après avoir été noués, si on prend le parti de tout abandonner dans le ventre.

B. Même forme de plaie, réunie par la *suture de Le Dran* et dont les bords, *A*, sont également refoulés en dedans. Les anses de fil, d'abord roulées séparément en B, B, B, B, se trouvent ensuite toutes rassemblées en C, qui forme corde et qu'on maintient à l'extérieur.

C. Section complète de l'intestin en travers. — Au lieu d'être invaginés, comme le veut M. Jobert, les deux bouts, F, de l'intestin, B, B, sont simplement renversés sur leur tunique muqueuse, comme le conseille M. Lembert. — Quatre points, C, de suture libre les unissent. Le mésentère, A, a été divisé parallèlement aux vaisseaux, D, et transversalement, pour rendre les manœuvres à exercer sur la plaie de l'intestin plus faciles.

D. Section transversale comme précédemment. — Suture à l'aide des trois viroles de M. Denans. Les viroles qu'on voit ici sont en gomme élastique. — A, Virole centrale ou moyenne dont un léger écartement de la plaie permet d'entrevoir la face externe. — B, B, Bouts de l'intestin repliés chacun sur une virole distincte, et ramenés ensuite l'un vers l'autre, soutenus qu'ils sont par les viroles internes. — C, Anse de fil qui traverse l'intestin après avoir embrassé les trois viroles ensemble, afin qu'elles ne subissent aucun écartement. — On voit en *E*, l'un des bouts du tube digestif garni et renversé sur la face interne de sa virole particulière. Son autre bout, préalablement disposé de la même manière, renferme en outre une partie de la virole commune, D, sur le point d'être introduite en E pour terminer l'opération.

E. Plaie longitudinale traitée par la méthode de M. Raybard. — Une plaquette, H, H, de bois mince ou en gomme élastique, traversée dans son milieu par une anse de fil, I, I, est d'abord préparée. — On la glisse ensuite dans l'intestin, dont on distingue le contour par la ligne ponctuée, E, E, E, E, et même la partie centrale, C. Son fil est aussitôt passé de dedans en dehors, F, F, de manière à traverser en même temps les parois du ventre, F', F', avant qu'on ne puisse en rapprocher les deux extrémités, F", F", soit pour les nouer, soit pour les tordre. — *A, A,* Lèvre droite de la plaie intestinale. — *B, B,* Lèvre gauche de la même blessure. — *G, G, G, G,* Bords de la division des parois du ventre.

INSTRUMENTS LITHOTRITEURS.

Fɪɢ. 2. Sonde droite de Gruithuisen. — A, A, Corps de l'algalie. — B, Sommet du mandrin G, G, s'unissant en E avec la sonde, et que l'anneau, C, sert à faire mouvoir. F, Vide destiné à montrer que l'instrument est raccourci dans la figure.

Fɪɢ. 3. Même sonde renfermant un mandrin terminé en couronne de trépan, A, pour broyer les calculs dans la vessie. — Ce mandrin, que trois rondelles de cuir, D, D, D, empêchent de vaciller dans le tube, porte, à son extrémité, C, une poulie qui reçoit la corde d'un archet. — L'ouverture, B, a pour but de donner issue aux parcelles de calculs à mesure qu'elles se détachent de la pierre principale.

Fɪɢ. 4. Dans la fig. 4, ce mandrin, terminé en fer de lance, B, porte également une poulie à son extrémité, C, et renferme une anse, A, A, de fil de laiton dont les deux chefs, D, D, se voient au bout de l'instrument.

Fıg. 5. Lithotriteur, A, B, C, de M. Charrière, ou à pignon, muni de sa clef, D.

Fıg. 6. Sonde, dite *magasin*, de M. Leroy ou de M. Heurteloup.

Fıg. 7. Percuteur simplifié de M. Heurteloup.

Fıg. 8. Curette articulée de M. Leroy.

Fıg. 9. Canule soupape de M. Raybard, pour l'empyème.

PLANCHE XVII.

LITHOTRITIE.

FIG. 1. *Méthode de M. Civiale.* — Le malade est couché horizontalement, le siége soulevé par un coussin et les jambes demi-fléchies hors du pied du lit. Le calcul, B, embrassé par la pince à trois branches, A, A, A, est vu au travers de la vessie, au moment où le foret à tête, R, commence à le perforer. — La main gauche, Q, du chirurgien le maintient immobile en appuyant, d'une part, sur la canule externe, S, S, fixée d'ailleurs par la tête, C, du tour en l'air, et de l'autre sur la portion libre, F, du litholabe, pendant que sa main gauche fait agir l'archet. — M, Portion de la tige du foret qui s'enfonce par degrés dans la canule protectrice ou chemise garnie de sa boîte à cuir, E, à mesure que le ressort en boudin caché dans la branche supérieure, K, L, du tour, en pousse la portion libre, et que l'archet en entraîne la poulie, N. — B, B, Partie inférieure du tour, qu'un aide tient solidement de ses deux mains, O, O, placées en dessous et sur laquelle glisse la portion H. La vis de pression, J, a pour usage d'arrêter quand on le veut l'expansion du ressort en tire-bouchon qui presse contre le foret, et celle qu'on voit en I est destinée à fixer convenablement les deux portions de l'instrument l'une contre l'autre, de même celle qui est marquée, D, fixe le litholabe dans l'intérieur de la canule externe ou chemise.

FIG. 2. Percuteur simple de M. Heurteloup.

FIG. 3. Brise-pierre à volant.

FIG. 4. Brise-pierre en bec de cane, à vis b, et à percussion.

FIG. 5. Douille à vis, susceptible d'être appliquée aux brise-pierres précédents, et qui offre de l'analogie avec celles que MM. Touzet, Leroy et L'Estrange ont imaginée.

FIG. 6. Brise-pierre de M. Jacobson, modifié en b, c, d, e, par M. Charrière, d'après mes indications.

FIG. 7. Etau en ébène qu'on ouvre ou qu'on ferme en relâchant ou en resserrant la vis, B. C'est dans son ouverture, A, qu'on place la portion de l'appareil saisie par la tête, C, du tour en l'air dans la fig. 1; mais il ne mérite aucune confiance.

FIG. 8. Pinces urétrales de M. Civiale.

FIG. 9. Marteau à percussion.

PLANCHE XVIII.

LITHOTRITIE. MALADIES DE L'URÈTRE.

INSTRUMENTS DE DUCAMP.

Fig. 5. Appareil ouvert. — A, A, Conducteur en gomme élastique gradué. Son extrémité vési-cale est garnie d'une douille de platine, B, et son autre bout est fixé dans un tube d'argent, C. La cuvette du porte-caustique, E, poussée hors du conducteur par la tête de pince, D, se re-trouve en A, de la fig. 7, mais séparée de sa tige, B.—F représente l'instrument fermé.

Le porte-caustique de Ducamp, que préfère encore M. Pasquier, n'est en métal que près de l'anneau, et près de la cuvette. Une bougie de gomme élastique en forme la partie moyenne.

On voit, Fig. 8, en A, la bougie exploratrice chargée en B de cire à mouler, fixée sur la portion non graduée de l'instrument.

Fig. 10. Stylet boutonné manœuvrant dans une sonde de gomme élastique, pour indiquer la longueur du rétrécissement de l'urètre, déjà proposé par M. Bell et M. Van-Welsnaer, pour pénétrer jusqu'à la vessie dans les cas difficiles. Ce stylet a été vanté par M. Ségalas.

INSTRUMENTS DE M. LALLEMAND.

Fig. 13. Pièce de la sonde porte-caustique, isolée.

Fig. 12. Instrument complet ouvert. A, A, Gaîne en platine, armée de son anneau curseur. — B, Bouton qui s'enlève à volonté, et qui permet de faire sortir ou de retirer la cuvette bou-tonnée, D, du porte-nitrate. — C, petite boule armée d'une vis de pression, pour graduer les mouvements de la tige centrale.

Fig. 19 et 21. Mandrin articulé de M. Tanchou, pour redresser l'urètre et déprimer la prostate. On le voit ici de côté, tandis qu'il est représenté par sa face dorsale ou concave dans la fig. 22.

Fig. 14. Bougie emplastique, conique et renflée.

Fig. 15. Bougie en gomme élastique, conique sans être renflée.

Fig. 18 et 20. Pince pour extraire les petits calculs de l'urètre et même de la vessie. On la pousse fermée, fig. 20, à l'aide de l'anneau, A. Quand elle est ouverte, il suffit de retirer sa racine, B, dans la canule, C, C, pour qu'elle se referme aussitôt.

Fig. 16. Tête de pincette de l'instrument fig. 5.

Fig. 17. Porte-caustique antéro-postérieur de M. Leroy.

Fig. 2. Scarificateur courbe, à une seule lame, ou urétrotome simple de M. Ricord.

Fig. 10. Scarificateur conique, renflé, à trois ou quatre tranchants de M. Tanchou.

Fig. 11. Scarificateur à tête et en pointe de lancette de M. Stafford.

4

Fig. 3. Lentille exploratrice, et coupe-bride de M. Leroy.

Fig. 4. Instrument de M. Barré pour cautériser d'avant en arrière.

Fig. 7. Porte-caustique isolé de la sonde fig. 17.

Fig. 6. Stylet boutonné en fil d'argent tordu de M. Leroy.

Fig. 9. Curette articulée armée d'un stylet à tète pour fixer et retirer les calculs de l'urètre, d'après l'indication donnée par M. Bonnet de Lyon.

PLANCHE XIX.

INSTRUMENTS POUR LA TAILLE.

Fig. 1. Cathéter à manche en ébène, renflé dans sa portion courbe, boutonné à son extrémité, et portant une large cannelure à la manière de Dupuytren.

Fig. 2. Lithotome que Cheselden employait dans le principe.

Fig. 3. Pessaire pour la déviation du col de la matrice.

Fig. 4. Bilboquet de Désormeaux.

Fig. 5. Pessaire en entonnoir de M. Tanchou.

Fig. 6. Pessaire élytroïde.

Fig. 7. Couteau coudé de Foubert pour sa méthode latérale.

Fig. 8. Lithotome de F. Côme, modifié par M. Charrière. Le manche de celui-ci n'a ni pans ni numéros. On en varie le degré d'ouverture en faisant avancer ou reculer le bouton qui traverse la racine de sa bascule.

Fig. 9. Lithotome double de Dupuytren, qui peut être gradué de la même manière, et que le même coutelier a heureusement modifié sous plusieurs rapports.

Fig. 10. Gorgeret de M. Roux, différant à peine de celui de Scarpa.

Fig. 11 et 12. Dilatateur mâle et femelle usité jadis dans le grand appareil.

Fig. 13. Tenettes de M. Charrière : elles sont tellement construites qu'en les ouvrant le plus possible, on ne produit jamais qu'un léger écartement de leur manche dans la plaie.

Fig. 14. Cathéter de Guérin. — A, Sa portion vésicale et cannelée, presque droite. A', partie qui, unie en F à la précédente, se termine par une tête, C.—D, D, Trois-quarts qui traverse la tête, C, et vient en E tomber sur la cannelure, A, du cathéter, en traversant le périnée.

Fig. 15. Pessaire en 8 de chiffre.

Fig. 16. Pessaire en bondon.

Fig. 17. Pessaire en gimblette.

Fig. 18. Pessaire en entonnoir vu par son côté inférieur.

PLANCHE XX.

TAILLE.

ANATOMIE CHIRURGICALE. — INSTRUMENTS.

F<small>IG</small>. 1. Cette figure a pour but de mettre en vue la disposition des parties qu'on blesse ou qu'on peut blesser en pratiquant la lithotomie. Le sujet est placé sur le côté droit. Toute la partie gauche de l'abdomen, y compris la hanche et la fesse, est enlevée, de façon toutefois que la coupe se trouve en dehors de la ligne médiane. Tel qu'il est placé, le lithotome, J, de F. Côme blesserait la fin du rectum, L, L, L, presque infailliblement, si on ne prenait soin d'en relever le manche en le retirant. — Le triangle urétro-anal, K, K', K", représente par son bord supérieur, K, K', la ligne d'entrée, et par son bord inférieur, K, K", la ligne de sortie du bistouri chargé de préparer les voies au lithotome caché. Son angle inférieur, K", tombe sur l'anus, I; son angle profond, K, sur le col de la vessie, et son angle antérieur, K, sur le devant du périnée. — L'instrument relevé en K', C, K, incise sans danger la prostate jusqu'en B; tandis que dans la position où on le voit, il lèserait à peu près inévitablement l'intestin, si on voulait porter la plaie, C, C', au-delà de C. — Commencée sur la portion membraneuse, D, de l'urètre, l'incision offrirait quelque avantage pour l'extraction du calcul ; mais il serait difficile de ménager le bulbe, E, que le reste de l'urètre, F, laissé pendant, et le corps caverneux gauche relevé, font paraître fortement courbé.

La vésicule séminale, A, ne court réellement de risques que dans la taille recto-vésicale. Alors en effet, l'incision, limitée entre l'excavation péritonéale, N, N, et la prostate, B, quand on suit le procédé primitif de M. Sanson, exposerait à la blessure du canal déférent, P, ou de la poche qui en longe le côté externe. — Le péritoine, R, R, R, R, R, R, R, R, qui du devant du rectum, L, L, remonte derrière la vessie, A, A, A, pour venir tapisser la face postérieure des muscles abdominaux, S, S, laisse l'urètre, O, O, et le conduit séminal sur sa face externe dans le tissu cellulaire sous-jacent. — Ils ont été relevés ici pour mettre mieux en vue les autres parties.

Dans la taille hypogastrique, on pénètre d'abord jusqu'à l'espace celluleux, T, et la vessie peut être ouverte ensuite depuis la racine de l'ouraque, V, jusqu'à la gaîne, A, du lithotome vis-à-vis de la coupe du pubis, H.

F<small>IG</small>. 2. Gorgeret de Hawkins. La languette en occupe presque la partie moyenne. Il est régulièrement concave et tranchant dans une grande étendue.

F<small>IG</small>. 4. Gorgeret lithotome de Bromfield. L'arête de la lame, A, permet de le faire glisser sur la rainure du conducteur, B, de C en D, avec la plus grande facilité.

F<small>IG</small>. 3. Sonde à dard de F. Côme.

F<small>IG</small>. 6. Bistouri cystitome de M. Belmas.

F<small>IG</small>. 4. Trois-quarts lithotome de F. Côme. Lorsque la pointe, A, est arrivée par ponction dans l'espace, T, de la fig. 1", le chirurgien en tient solidement le corps, D, contre les pubis, H, pendant que de l'autre main il en porte avec force la bascule, B, et le tranchant, C, du côté de l'ombilic jusqu'en S.

F<small>IG</small>. 8. Crochet suspenseur de F. Côme. — Une fois son extrémité, A, dans la vessie, on en confie le manche , B, à un aide chargé de soulever l'organe pendant qu'on l'incise de haut en bas.

Fig. 9, 10. Suspenseur cystotome de M. Leroy.

Fig. 11. Suspenseur triploïde de M. Leroy.

Fig. 7. Sonde cystotome de M. Leroy.

Fig. 5. Pince érigne de l'auteur pour les polypes et le col de l'utérus.

PLANCHE XXI.

TAILLE LATÉRALISÉE.

FIG. 1. Un aide, placé à droite, maintient de la main gauche, A, le cathéter, C, en l'inclinant un peu de son côté, pendant que de la main droite, B, il relève mollement le scrotum, J. — Les jambes, I, I, et les cuisses, H, H, fléchies, écartées et fortement relevées, sont ainsi soutenues par deux autres aides. De la main, D, D, ils fixent le genou, F, F, contre leur poitrine, pendant que de l'autre main, E, E, ils embrassent le pied, G, G, par son bord interne et sa face plantaire. — Les téguments et toutes les parties molles sont incisées jusqu'à la vessie. Le lithotome de F. Côme, introduit fermé, est ouvert pour inciser la prostate d'arrière en avant. — Le dos de sa gaîne, appuyé contre la branche du pubis droit plutôt que directement contre la symphyse ou l'angle supérieur de la plaie, Q, fait que la lame, P, se dirige presque en travers, sur le bord, S, et non plus vers l'angle, R, de la solution de continuité des téguments. Sa bascule, N, est tenue contre le manche, M, par la main, K, de l'opérateur, qui l'ouvre de cette façon, tandis que son autre main en embrasse latéralement l'articulation, O, entre le pouce et le bord radial de l'indicateur fléchi. — Le tout est un peu plus abaissé, ici, et plus incliné qu'il ne convient, parce qu'autrement la plaie et l'instrument lui-même eussent été, en grande partie, masquée par les mains du chirurgien.

INSTRUMENTS.

FIG. 2. — *Forme du cathéter ordinaire.* — Sa plaque, A, fatigue beaucoup plus la main que si elle était armée d'un manche comme celui de la planche XVII. Son bec, B, quoique émoussé, n'est aucunement renflé, et sa cannelure, C, C, C, est beaucoup moins large que dans celui de Dupuytren.

FIG. 3. Pince pour porter de la charpie, etc., sur le col de l'utérus.

FIG. 4. Canule anale pour empêcher le rectum de se resserrer.

FIG. 5. Fuseau rectal de praticiens anglais.

FIG. 6. Speculum uni, fendu sur le dos.

PLANCHE XXII.

ORGANES SEXUELS DE LA FEMME.

Fig. 10. *Speculum trivalve et à développement de M. Charrière.*—Cet instrument me paraît être le plus parfait que nous ayons aujourd'hui. Il s'ouvre et se ferme, sans le moindre bruit, avec toute la douceur possible, et presque insensiblement.

Fig. 13. Speculum à quatre valves et à bascule, du même fabricant.

Fig. 14. Speculum en treillage de Dugès.

Fig. 11. Sorte de piston destiné à porter des pommades ou autres substances médicamenteuses sur le col utérin à travers un speculum, dont il peut en outre former une espèce de mandrin.

Fig. 3. Matrice ouverte par sa face intérieure, et renfermant un polype pédiculé, dont on fait la ligature par la méthode de Desault. — Les deux instruments, ramenés d'arrière en avant, se croisent sur la région antérieure du polype, A, de manière à ce que le fil, E, E, puisse en étrangler le pédicule. Après les avoir tournés une ou deux fois sur leur axe, il n'y a plus qu'à lâcher l'un des fils, en poussant la tige, H, dans la canule, I, pour ouvrir la pince, F. Le tube porte-fil, G, étant enlevé, on applique le serre-nœud, et l'opération en reste là. — Bien qu'inséré très haut dans l'utérus, ainsi que le montre la coupe du col, E, E, le polype n'en fait pas moins une saillie assez considérable dans le vagin, D, D.

Fig. 4. Ligature de polype à la manière de M. Mayor de Lausane. La ligature, C, C, passée autour du col, A, de la masse morbide, B, et soutenue jusque là par les trois petites fourches porte-fil, E, E, E, n'est engagée dans le cylindre, D, qu'après avoir traversé les petites boules d'ivoire ou le chapelet, Fig. 24 de la Pl. X.

Fig. 5. Double canule de levret. — Lorsque l'anse, A, embrasse exactement le polype, on tire sur les fils, B, B, pour la serrer. Ces fils sont ensuite arrêtés sur les anneaux de la canule, qu'on tourne aussi sur son axe, quand on veut encore augmenter la constriction.

Fig. 6. Pince porte-fil de Desault, modifiée en ce que l'anneau, A, la fait mouvoir à l'aide d'une vis, et la fixe au moyen d'un cliquet, B.

F.g. 7. Pince porte-fil de Levret.

Fig. 8. Serre-nœud à vis de Dupuytren. — Le corps, C, de l'instrument est fendu dans toute sa longueur, pour permettre à la mouche, E, qui s'y trouve engagée, de glisser librement. Cette mouche, sur laquelle on attache le fil, B, resserre ou lâche l'anse, A, sans rien déranger chaque fois qu'on agit sur la plaque, D.

Fig. 9. Même instrument, armé d'un anneau, D, et portant, à l'extrémité de sa vis, B, un bouton, E, en guise de plaque.

Fig. 1. Crayon ordinaire un peu allongé pour toucher le col de l'utérus avec le nitrate d'argent.

Fig. 2. Pinces à trois branches de M. Ricord, pour porter sans crainte le nitrate d'argent dans l'intérieur du coutérin.

Fig. 12. Aiguille de M. Roux, pour la suture du périnée.

Fig. 13. Aiguille de M. Vidal, pour la même opération.

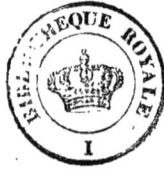

Pl. 1.

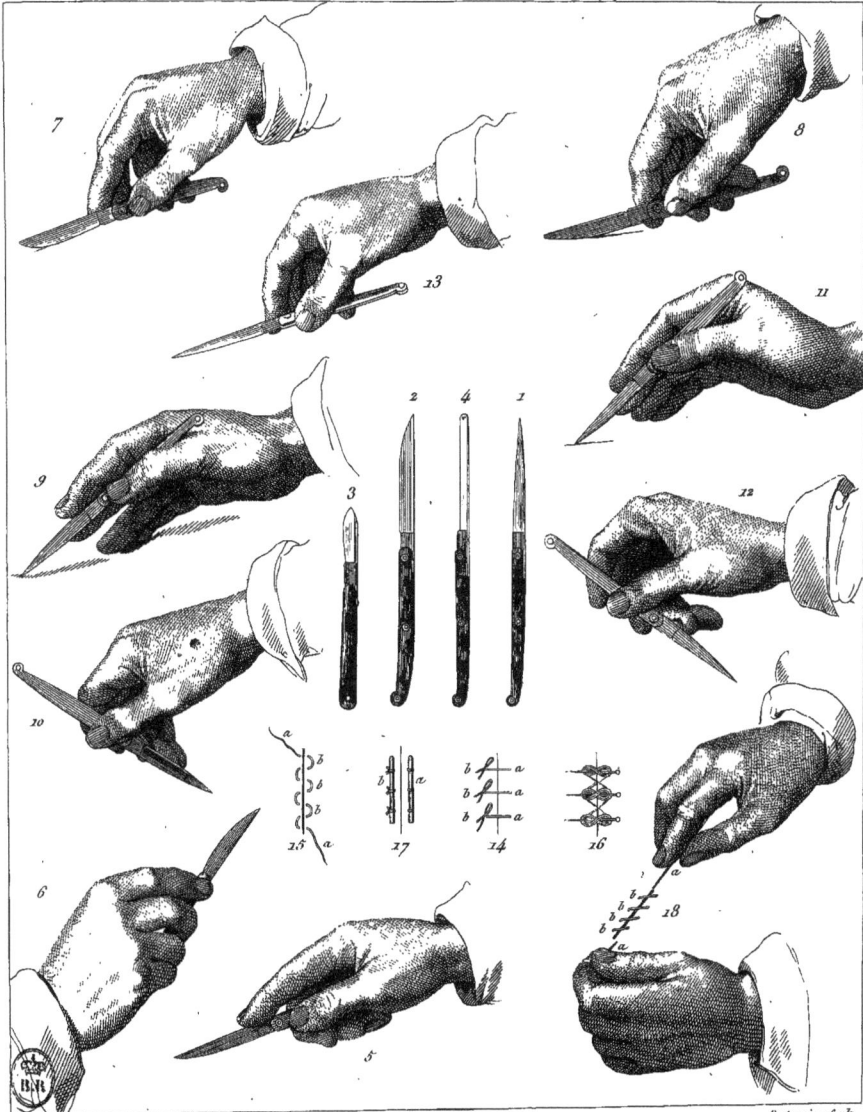

A.Chazal del.

Bertonnier Sculp.

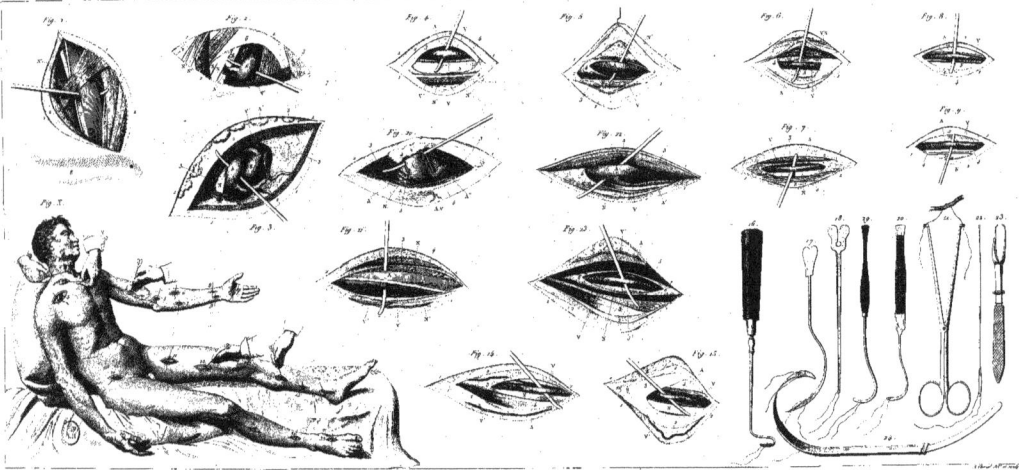

Publié par J. B. Baillière, à Paris.

Pl. 3.

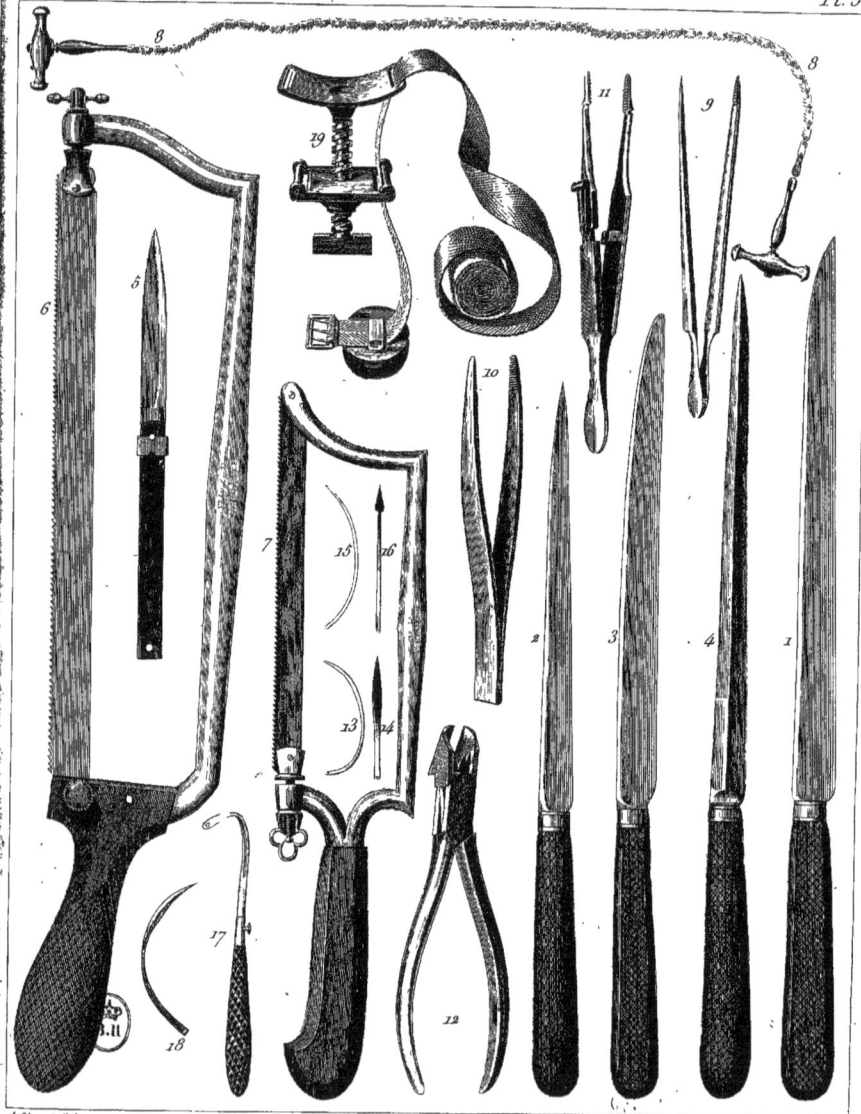

A. Chazal del.

Simonet sculp.

Publié par J.B. Baillière, à Paris

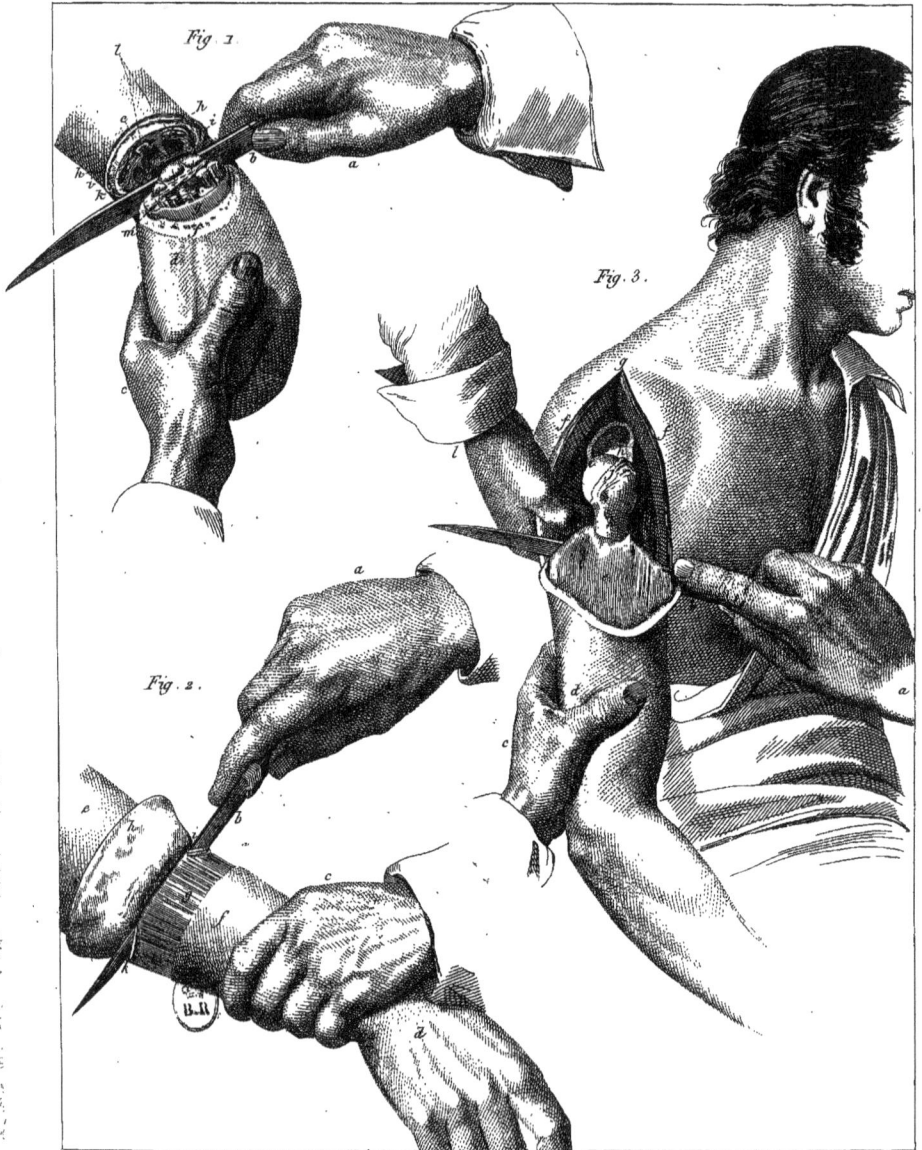

Pl. 4.

Fig. 1.

Fig. 3.

Fig. 2.

A. Chazal del.

Bertonnier sculp.

Publié par J. B. Baillière à Paris.

Pl. 5.

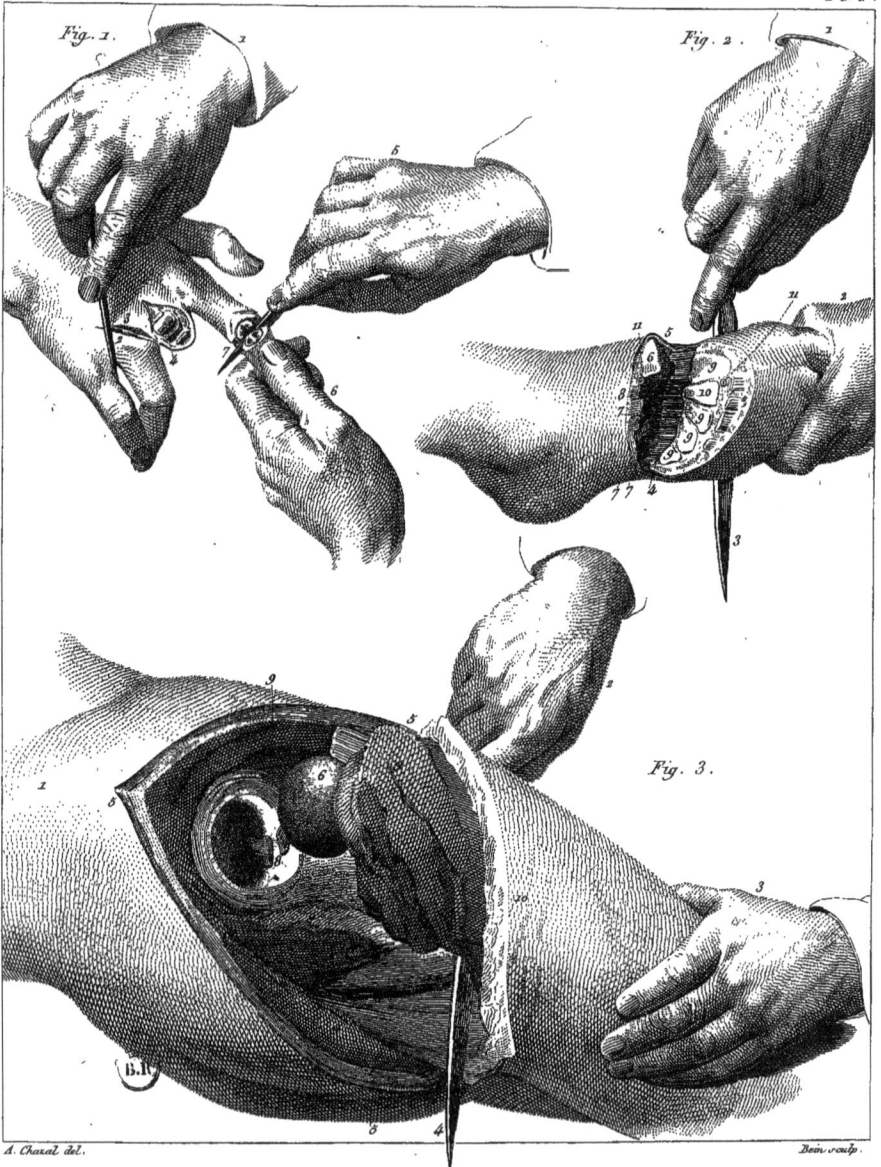

Fig. 1.

Fig. 2.

Fig. 3.

A. Chazal del.

Bein sculp.

Publié par J. B. Baillière, à Paris.

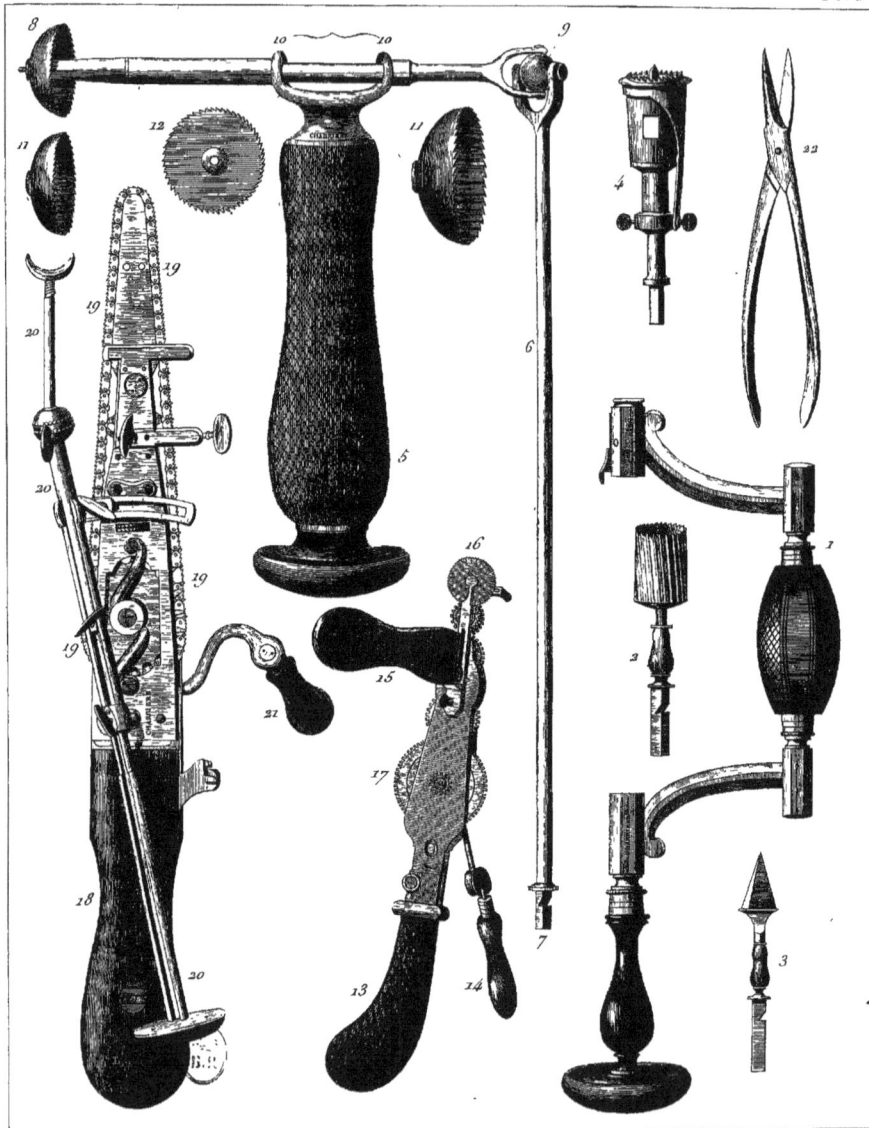

A. Chaxal del.

Duran sculp.

Publié par J. B. Baillière, à Paris.

Pl. 7.

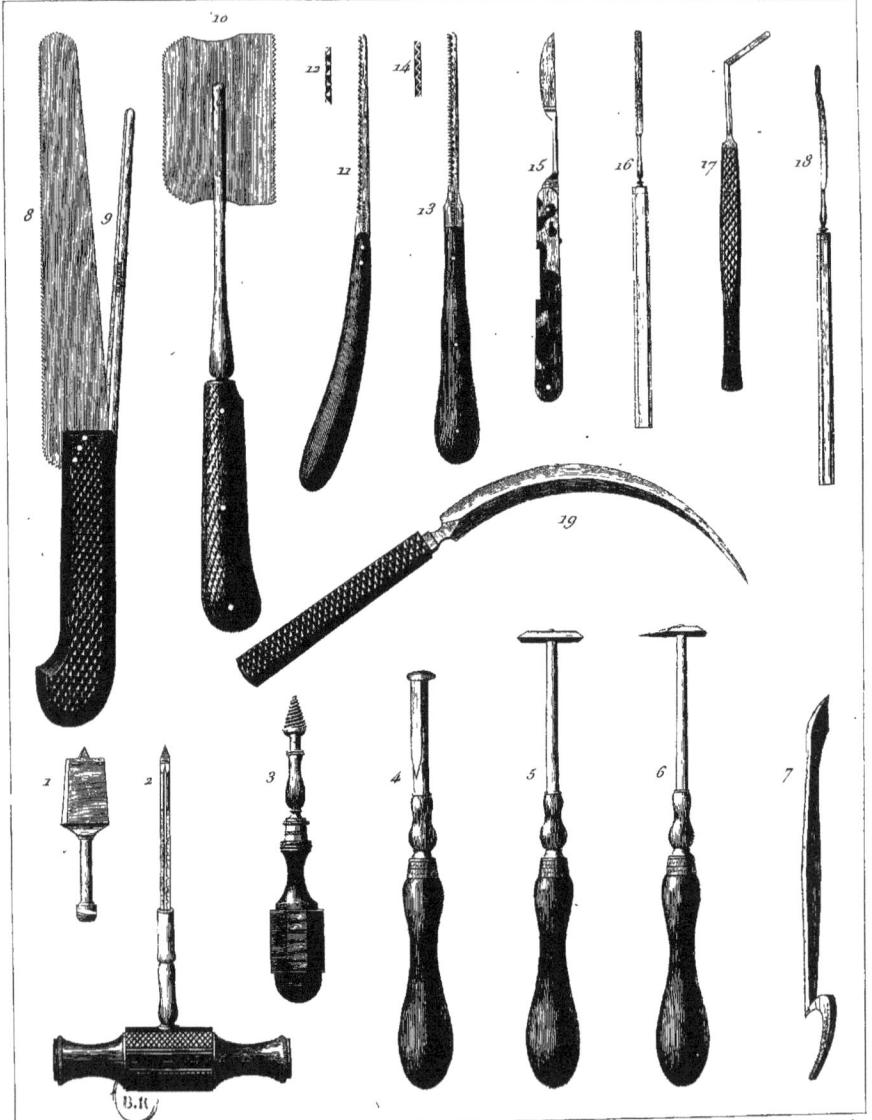

A. Chazal del.

Durau sculp.

Publié par J. B. Baillière à Paris.

Pl. 8.

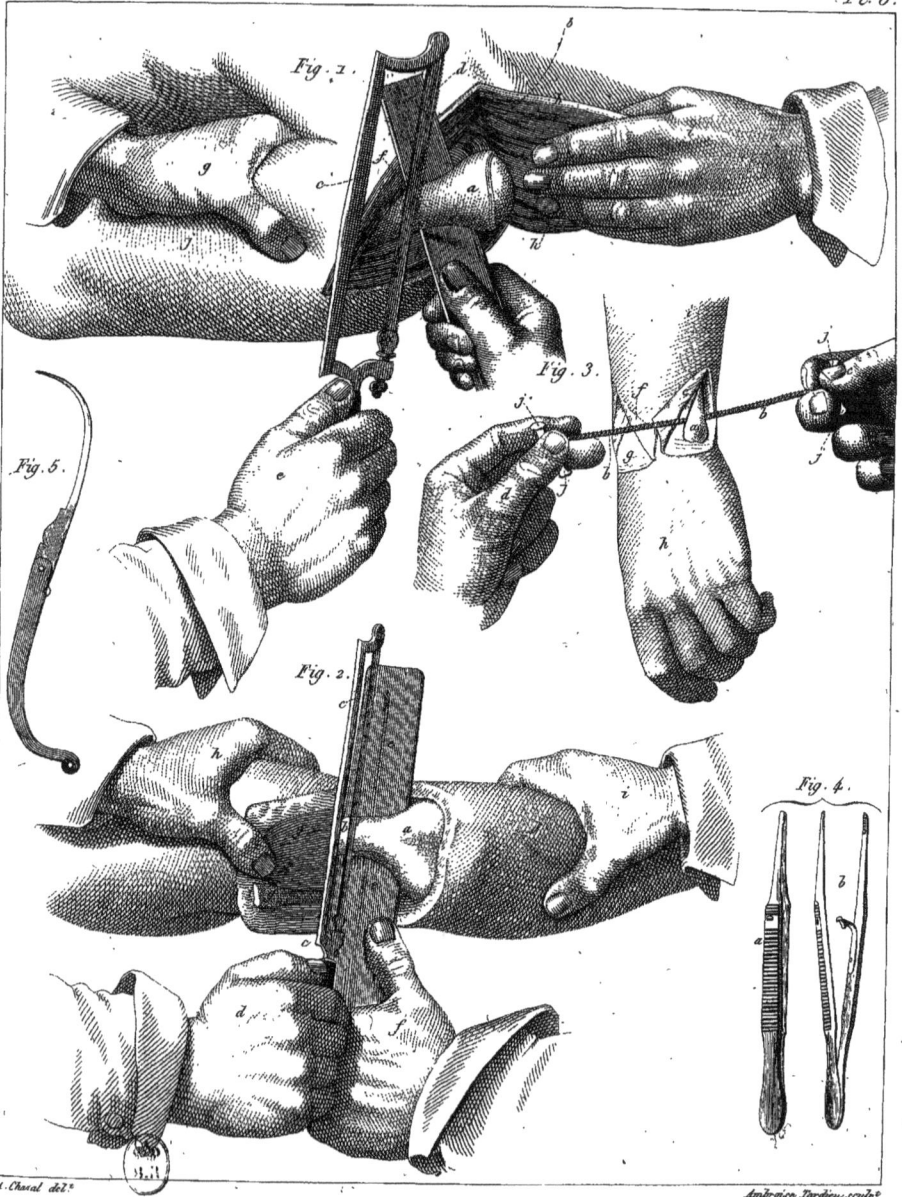

Fig. 1.

Fig. 3.

Fig. 5.

Fig. 2.

Fig. 4.

A. Chazal del.

Ambroise Tardieu sculp.t

Publié par J. B. Baillière, à Paris.

Pl. 9.

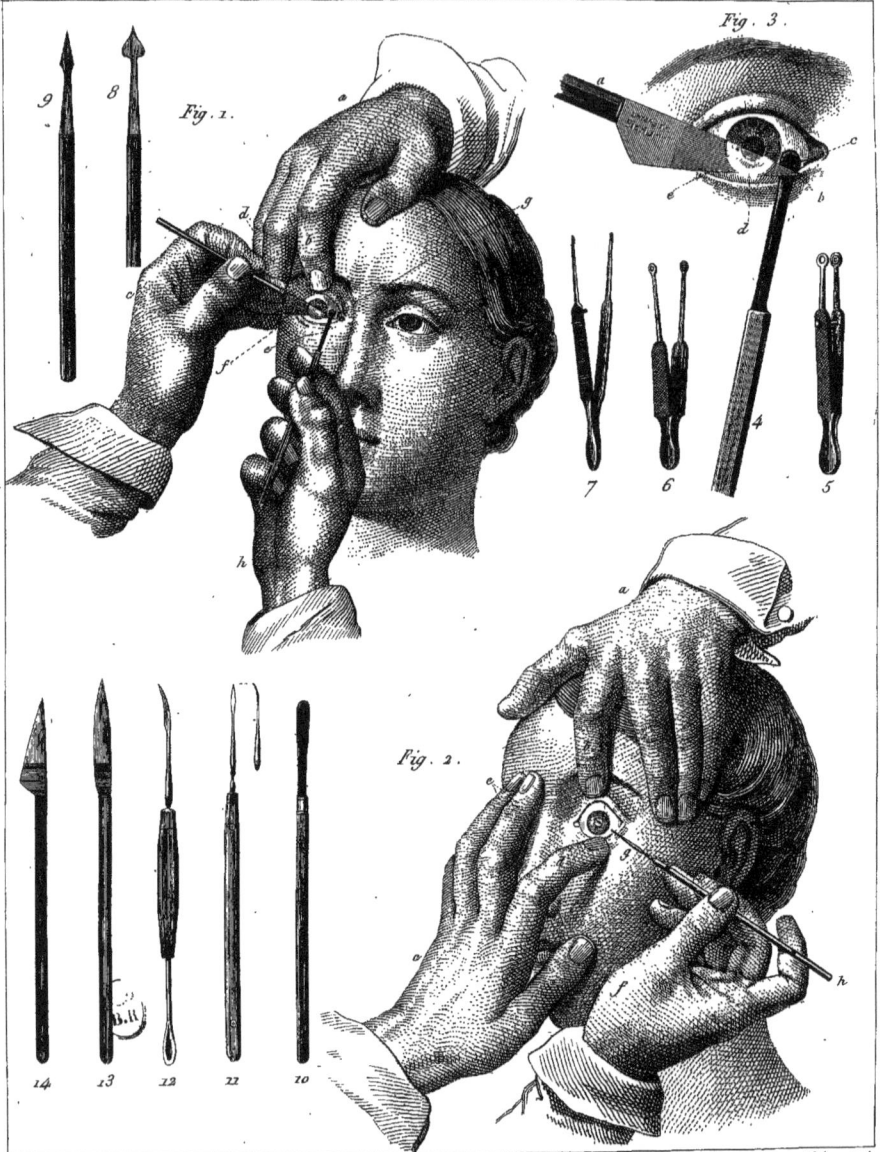

A. Chazal del.

J. Delvaux Sculp.

Publié par J. B. Baillière, à Paris.

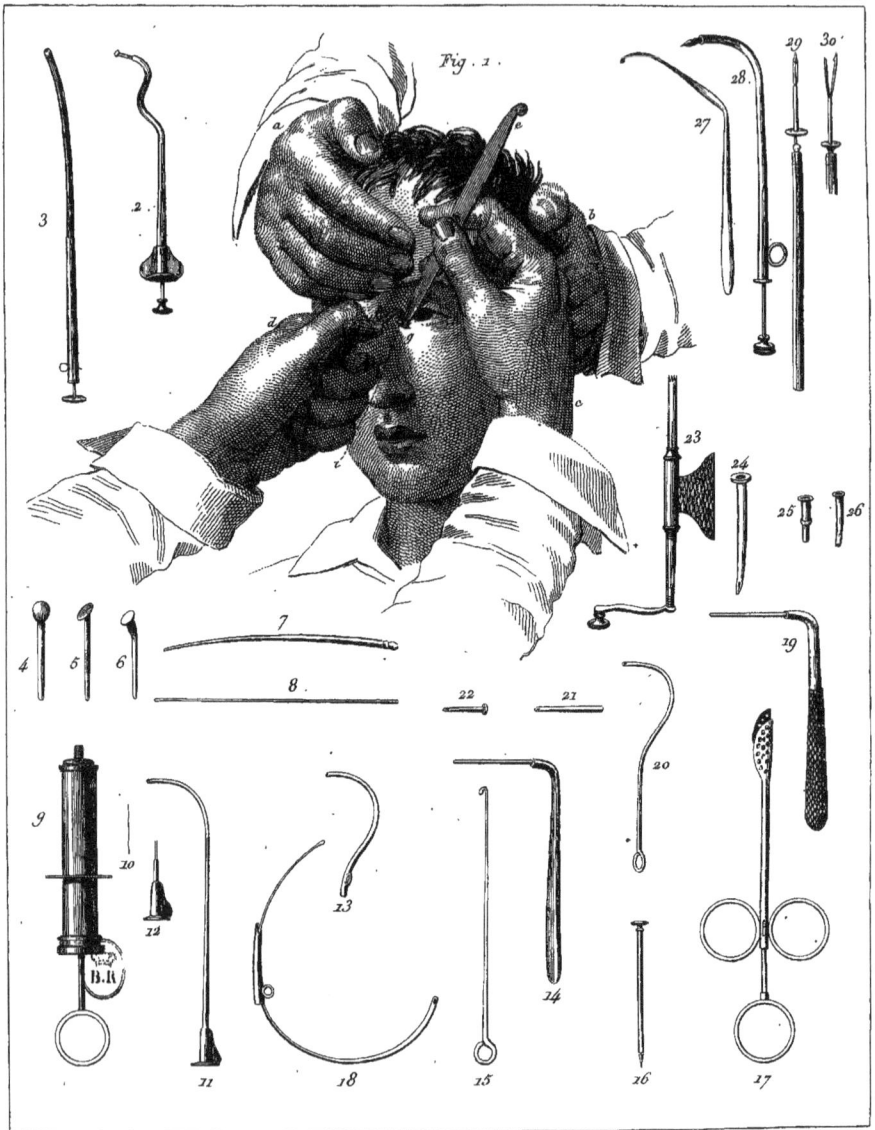

Fig. 1.

Publié par J. B. Baillière, à Paris.

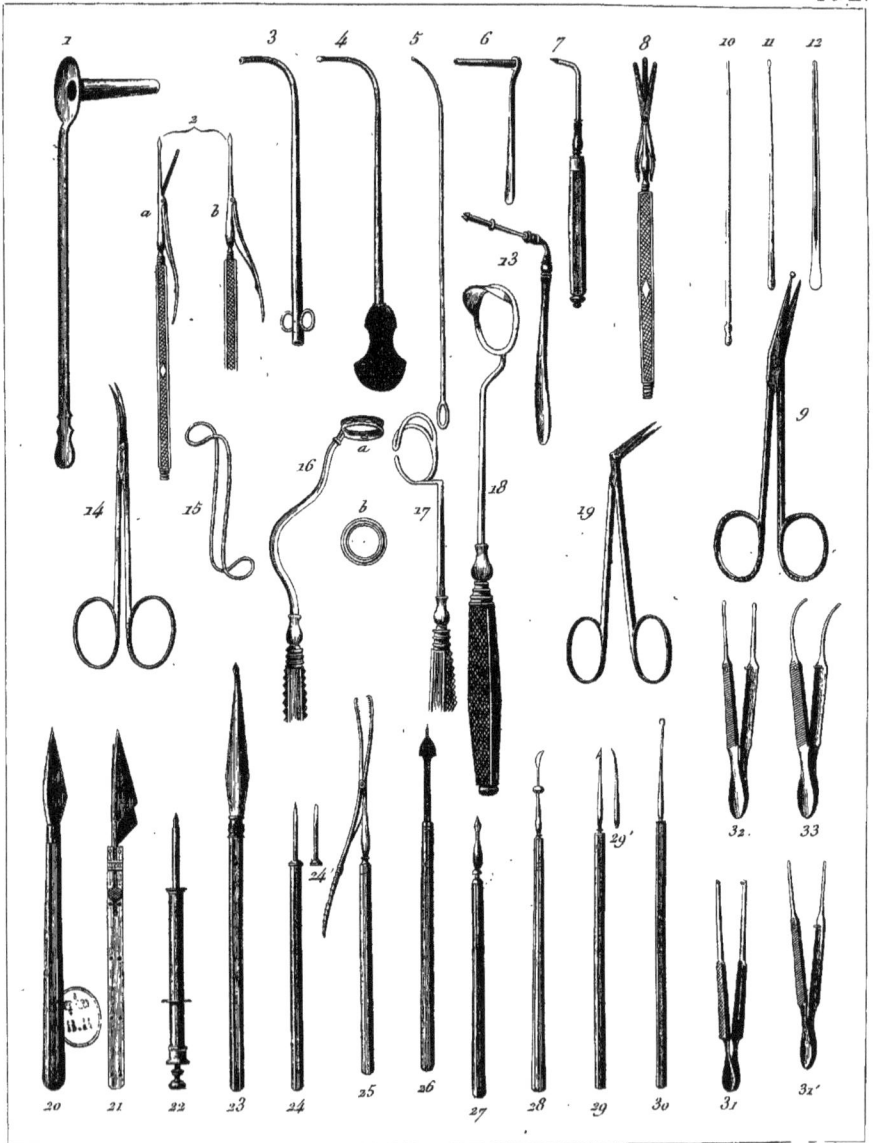

J. Charat del.   Simonet sculp.

Publié par J. B. Baillière, à Paris.

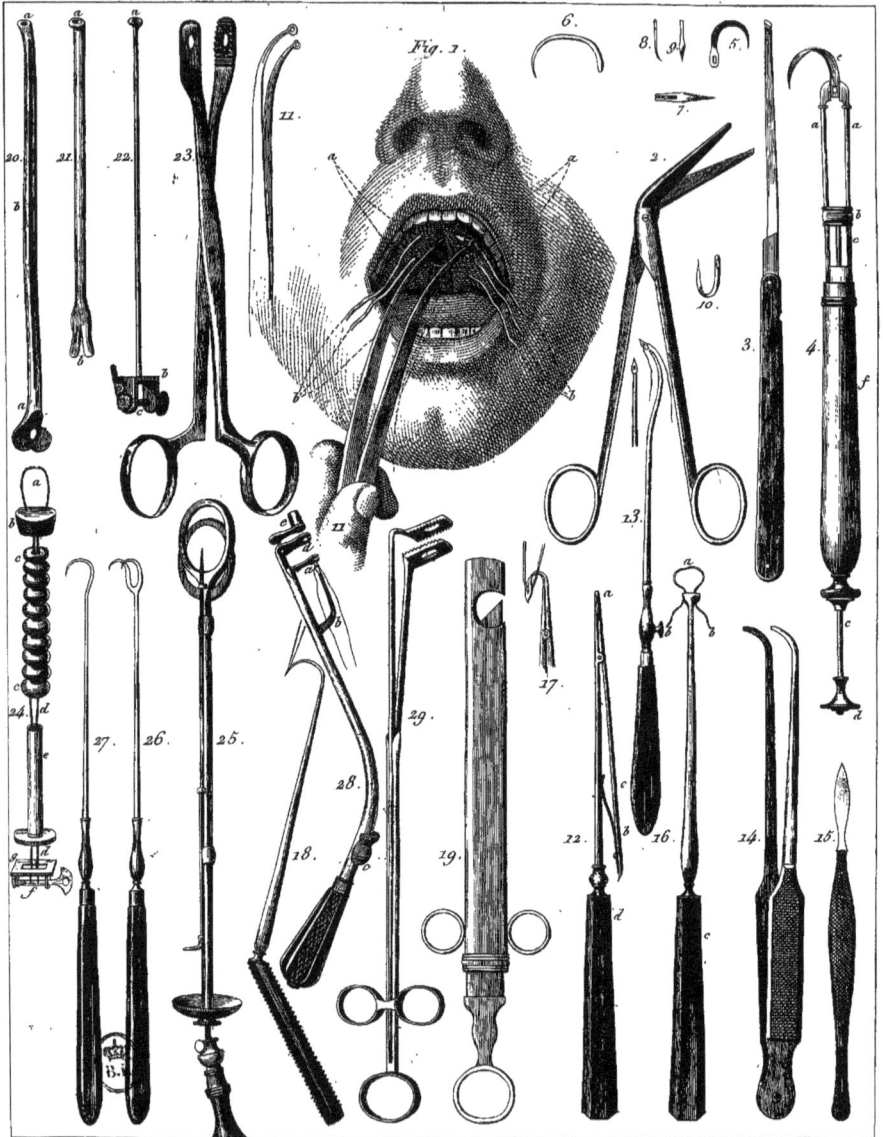

Fig. 1.

A. Chazal del.

Ambroise Tardieu sculp.

Publié par J. B. Baillière, à Paris.

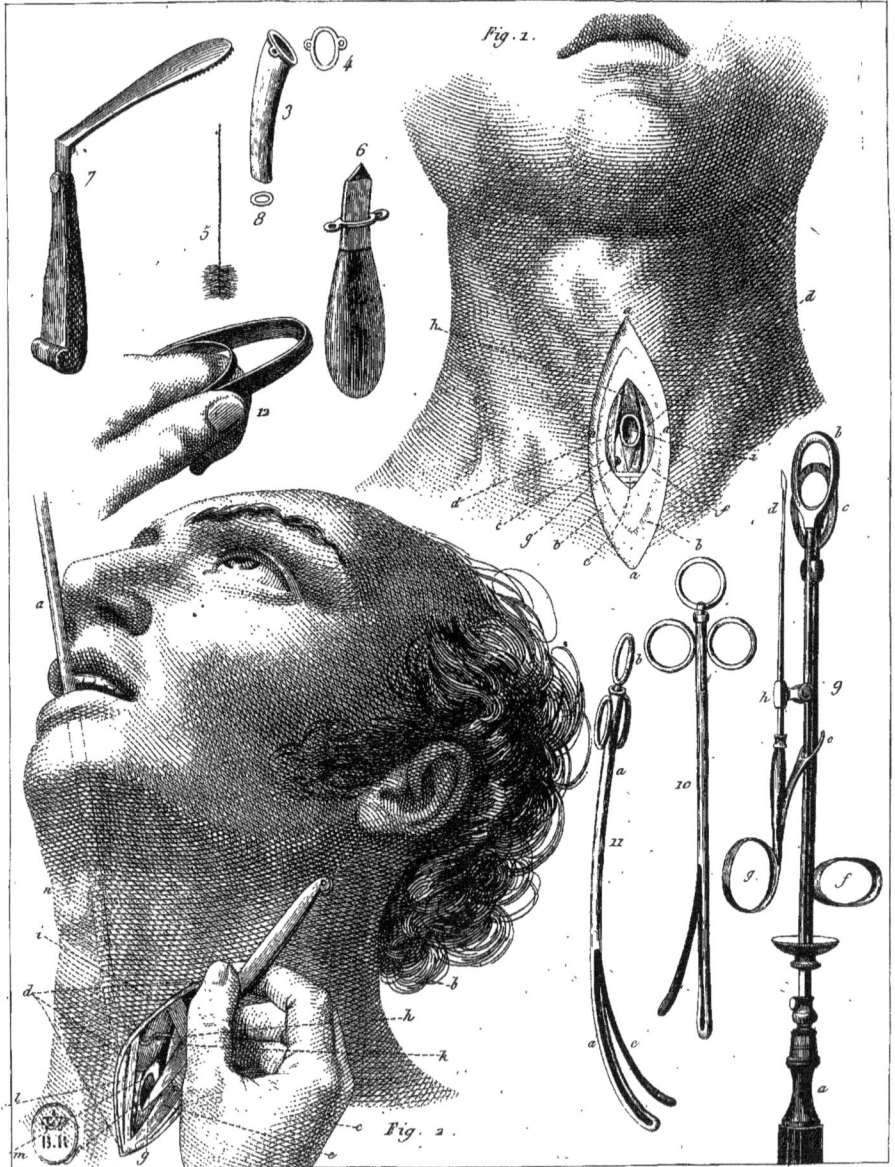

Fig. 1.

Fig. 2.

A. Chazal del.

Ambroise Tardieu sculp.

Publié par J. B. Baillière, à Paris.

HERNIES.

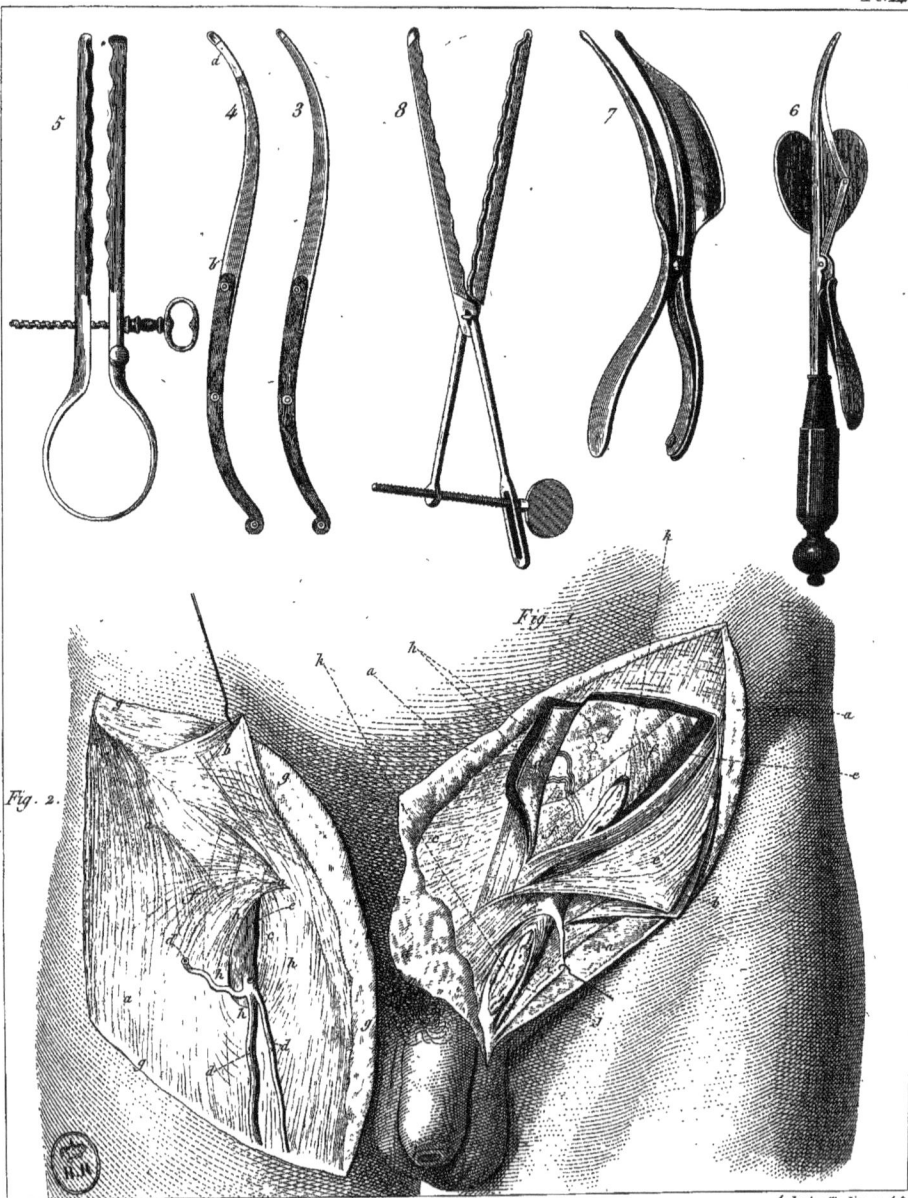

Pl. 14.

Fig. 1.

Fig. 2.

A. Chazal del.

Ambroise Tardieu sculp.

Publié par J. B. Baillière, à Paris.

Pl. 15.

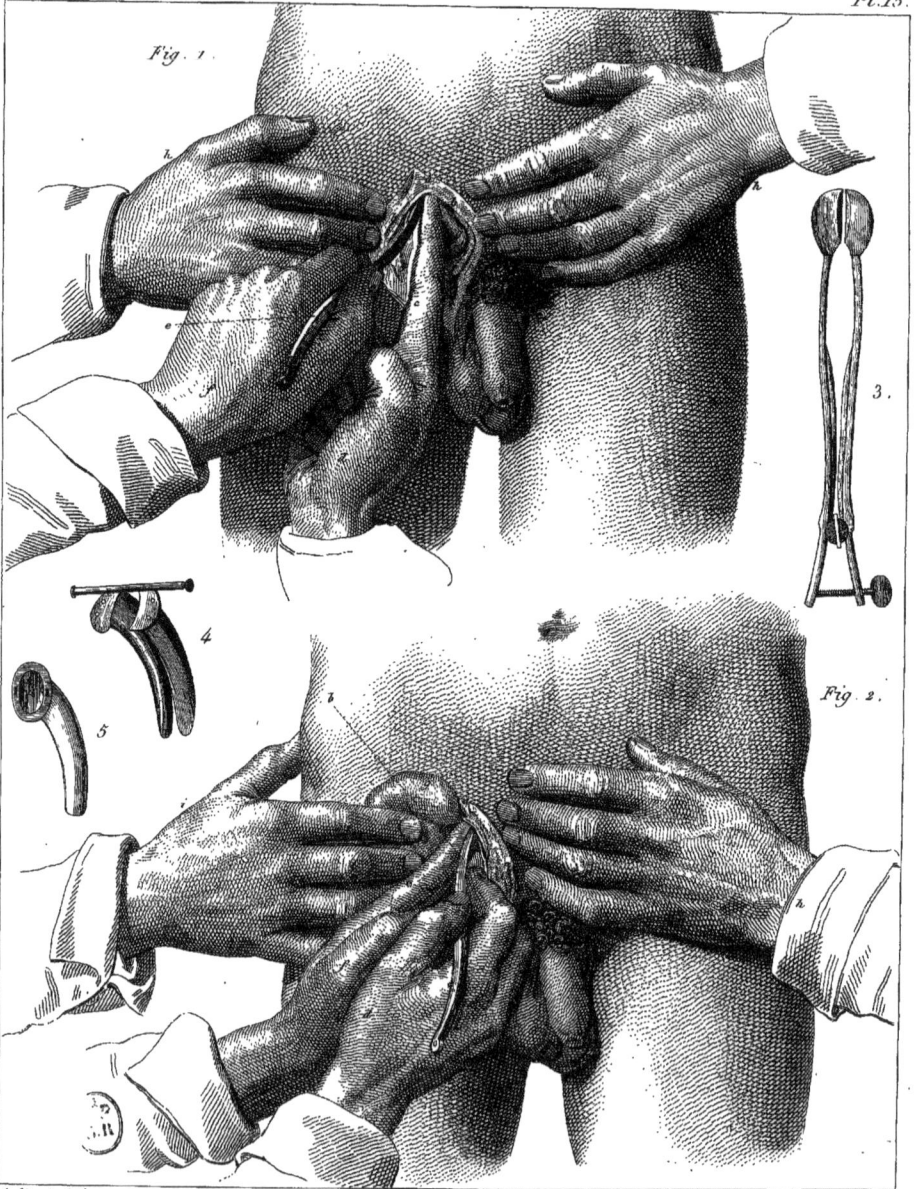

Fig. 1.

3.

4.

5.

Fig. 2.

J. Chazal del.

Bein sculp.

Publié par J. B. Baillière, à Paris.

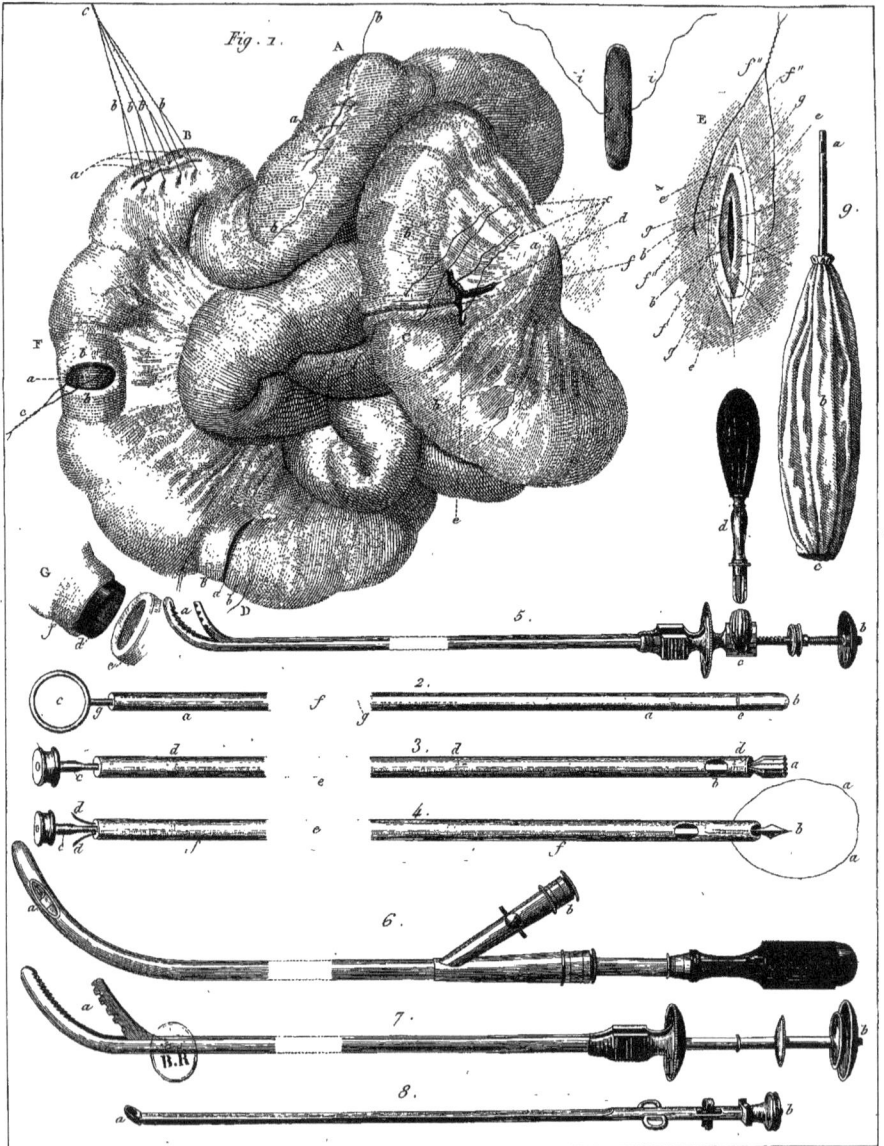

Fig. 1.

Publié par J. B. Baillière, à Paris.

Pl. 17.

Publié par J. B. Baillière, à Paris.

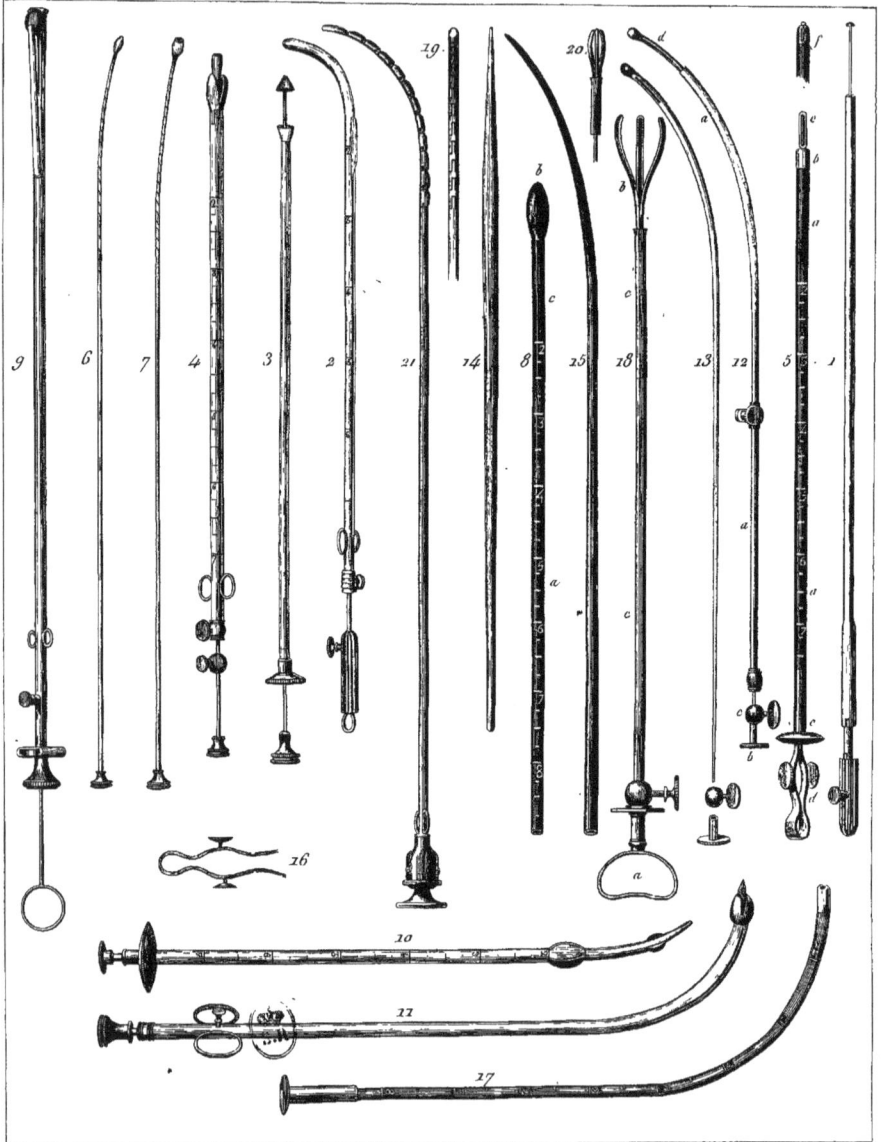

Publié par J. B. Baillière, à Paris.

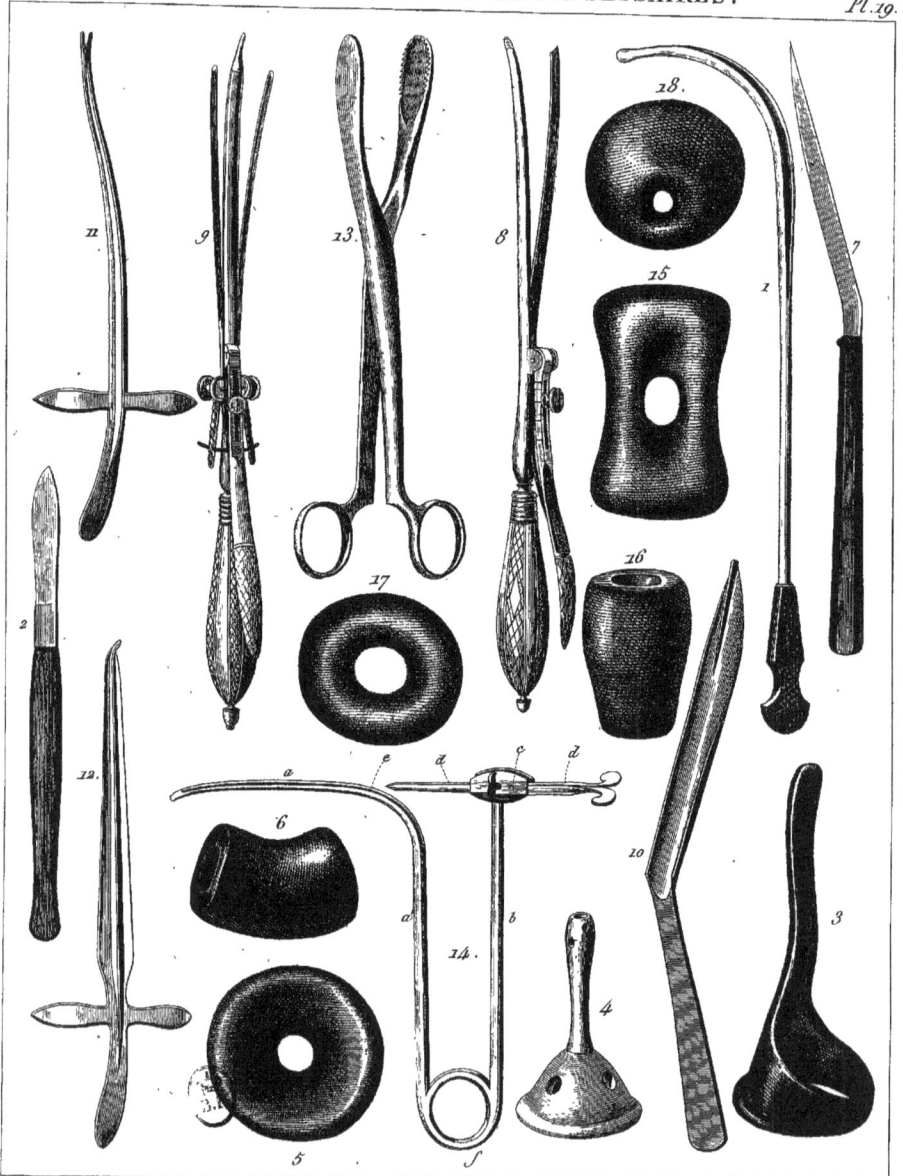

INSTRUMENS POUR LA TAILLE-PESSAIRES.

Pl. 19.

Publié par J. B. Baillière, à Paris.

Fig. 1ère

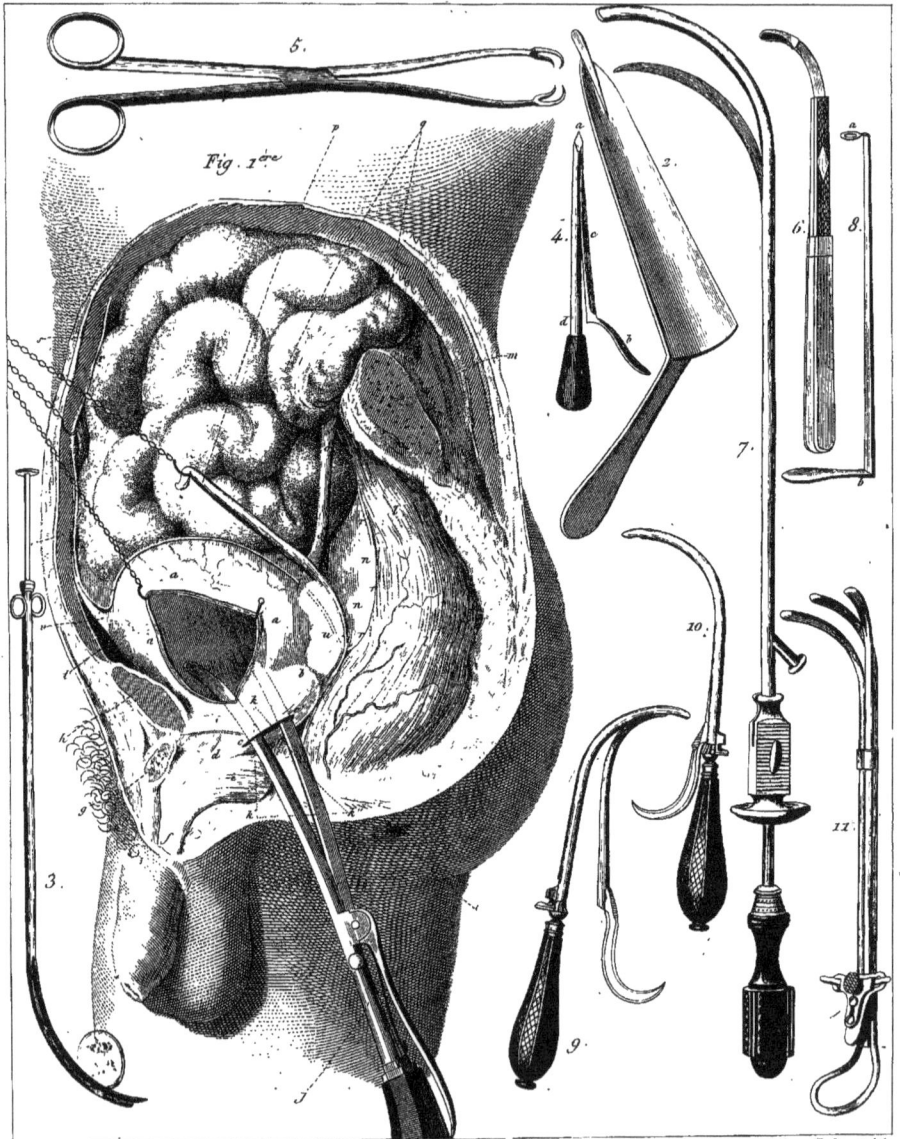

A. Chazal del.

Ambroise Tardieu sculp.

Publié par J.B. Baillière, à Paris.

Pl. 21.

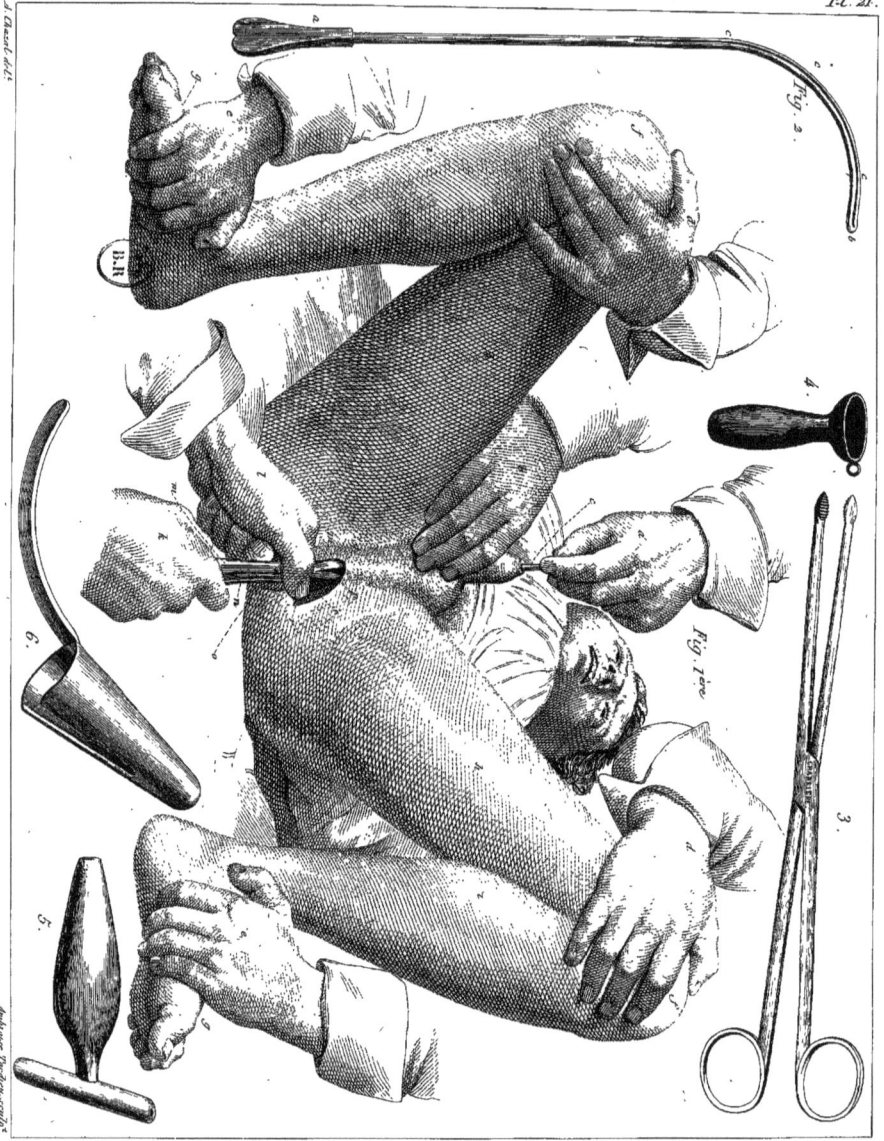

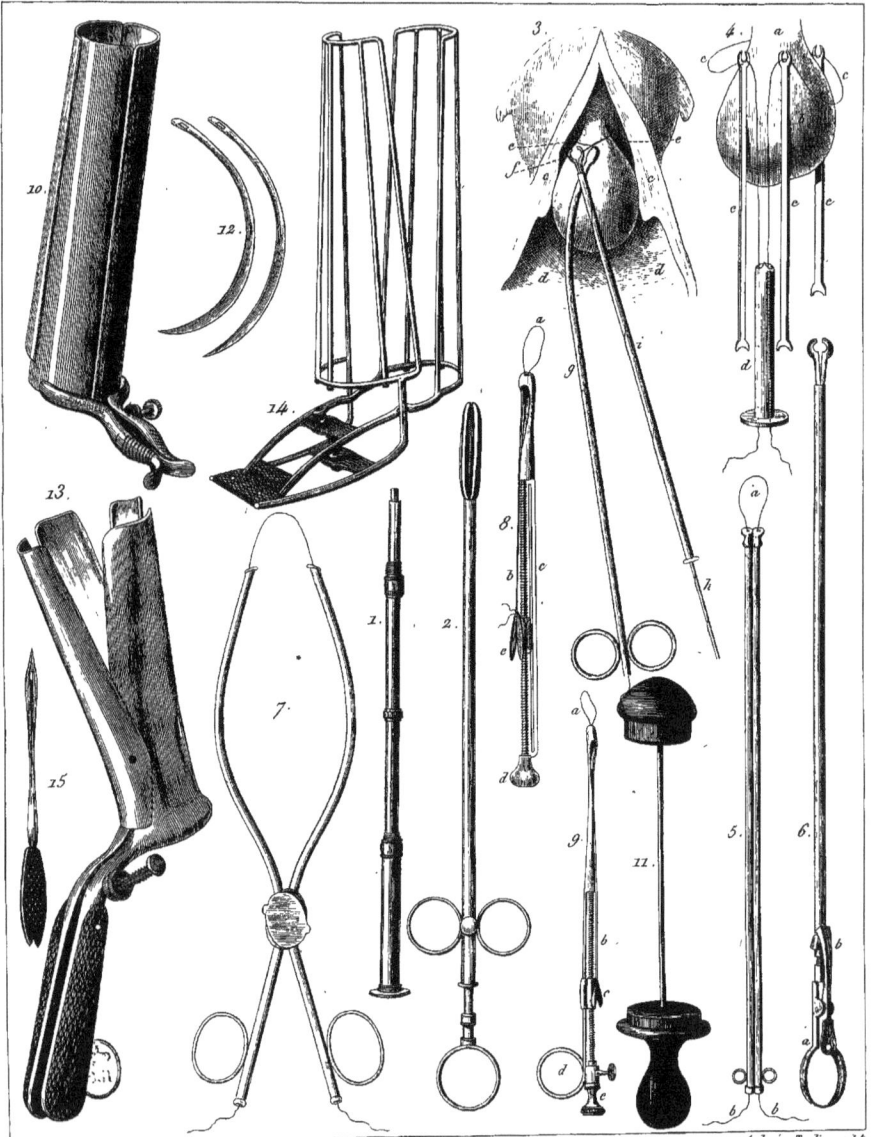

I. Chazal del.

Ambroise Tardieu sculp.

www.ingramcontent.com/pod-product-compliance
Lightning Source LLC
Chambersburg PA
CBHW071239200326
41521CB00009B/1546